DIE 50 REZEPTE ZUR ITALIENISCHEN VEGETARISCHEN KÜCHE PASTA, PIZZA UND SUPPEN 2021/22

Wenn Sie die italienische Küche lieben, dürfen Sie sich die berühmten ersten Gänge aus den kulinarischen Rezepten aller italienischen Regionen nicht entgehen lassen. Pasta, Pizza und Suppen ein komplettes Rezeptbuch zum Abnehmen, aber auch zur Befriedigung der Völlersünden

Alfredo Savona

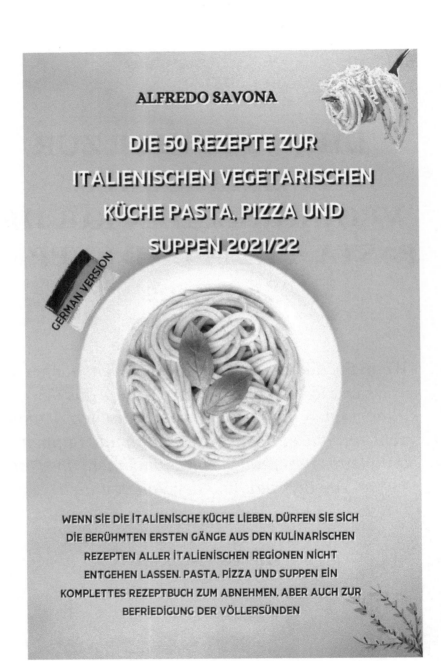

ALFREDO SAVONA

DIE 50 REZEPTE ZUR ITALIENISCHEN VEGETARISCHEN KÜCHE PASTA, PIZZA UND SUPPEN 2021/22

GERMAN VERSION

WENN SIE DIE ITALIENISCHE KÜCHE LIEBEN, DÜRFEN SIE SICH
DIE BERÜHMTEN ERSTEN GÄNGE AUS DEN KULINARISCHEN
REZEPTEN ALLER ITALIENISCHEN REGIONEN NICHT
ENTGEHEN LASSEN. PASTA, PIZZA UND SUPPEN EIN
KOMPLETTES REZEPTBUCH ZUM ABNEHMEN, ABER AUCH ZUR
BEFRIEDIGUNG DER VÖLLERSÜNDEN

Inhaltsverzeichnis

Keine Garantien jeglicher Art werden hiermit abgegeben oder impliziert. Der Leser nimmt zur Kenntnis, dass der Autor keine rechtliche, finanzielle, medizinische oder professionelle Beratung vornimmt. Der Inhalt dieses Buches wurde aus verschiedenen Quellen entnommen.

Bitte konsultieren Sie einen lizenzierten Fachmann, bevor Sie die in diesem Buch beschriebenen Techniken ausprobieren.

Durch das Lesen dieses Dokuments erklärt sich der Leser damit einverstanden, dass der Autor unter keinen Umständen für direkte oder indirekte Verluste verantwortlich ist, die durch die Verwendung der in diesem Dokument enthaltenen Informationen entstehen, einschließlich, aber nicht beschränkt auf - Fehler, Auslassungen oder Ungenauigkeiten.

Entsprechend seiner Natur wird es ohne Gewähr hinsichtlich seiner verlängerten Gültigkeit oder Zwischenqualität präsentiert. Die genannten Marken werden ohne schriftliche Zustimmung erstellt und können in keiner Weise als Bestätigung des Markeninhabers angesehen werden.

☆ *55% OFF for BookStore NOW at $ 30,95 instead of $ 41,95!* ☆

Welcome to Italian Vegetarian Cuisine,

considered the most important Cuisine in Europe and maybe even in the world.

That's why if you are a lover of vegetarian

cuisine, you cannot miss the recipes described in this book.

Good life and good appetite, my friends.

Buy is NOW and let your Customers get addicted to this amazing book!

EINFÜHRUNG

Italienische vegetarische Küche ist so viel mehr als nur Risotto (obwohl es in so vielen Regionen, in denen Reis im ganzen Land angebaut wird, sicherlich ein Gericht ist, das Italiener gut zubereiten können).

Von den Trüffeln der Toskana bis zu den prallen, duftenden Tomaten Kampaniens bieten alle Regionen Italiens ihre eigenen einzigartigen Produkte an, die sich perfekt für die Zubereitung einer ganzen Reihe einfallsreicher vegetarischer Gerichte eignen.

Kein Wunder also, dass die besten vegetarischen Restaurants in Europa in Italien liegen, so viele haben bereits einen Michelin-Stern erhalten.

In diesem Kochbuch schlage ich viele von mir überarbeitete vegetarische Rezepte vor, die sich von den besten italienischen Rezepten inspirieren lassen, die in vielen Regionen verstreut sind.

Bauen Sie Ihre Lieblingsgerichte und verbessern Sie Ihre kulinarischen Fähigkeiten immer mehr.

Kreieren Sie ein vegetarisches Dinner-Party-Menü, das voller Überraschungen ist, mit dieser Sammlung genialer vegetarischer italienischer Rezepte, die alle die Vielseitigkeit und Fantasie der größten italienischen Köche demonstrieren.

Beginnen Sie mit den Rezepten, einem hervorragenden vegetarischen Anfängergericht aus Auberge, Kräutern und einer auffälligen Holzkohle-Mayonnaise, oder probieren Sie seinen ebenso farbenfrohen Schmetterlingssalat mit Radicchio, Grünkohl, Karotten, Spinat und Rote Beete, um ein wahres Produkt zu kreieren vegetarisches Fest für alle Sinne.

Lasst uns beginnen.

1. Cremiges Spargelrisotto

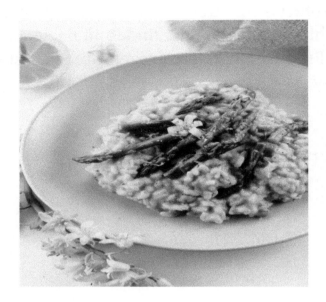

Zutaten

½ Tasse Risottoreis (Carnaroli liefert die besten
Ergebnisse, aber Arborio ist leichter zu finden)
1 Handvoll Spargel
1 EL Butter (oder doppelt so viel Olivenöl)
1 kleine Zwiebel
1 Tasse Erbsen (frisch, in Dosen oder gefroren sind in
Ordnung)
3 Tassen Gemüsebrühe
½ Tasse Hartkäse, gerieben

Richtung

Den Spargel in kleine Stücke schneiden.

Zwiebel fein würfeln.

Butter und Öl in einer Pfanne schmelzen, die Zwiebel dazugeben und glasig braten.

Fügen Sie den Reis hinzu und braten Sie ihn ein oder zwei Minuten lang. (Optional: Braten Sie den Reis in einer halben Tasse Weißwein, bis der Wein verdunstet ist.)

Dann 500 ml Brühe hinzufügen und umrühren.

15 Minuten bei schwacher Hitze köcheln lassen (vorzugsweise in der Nähe, damit Sie gelegentlich umrühren können).

Spargel und Erbsen dazugeben, umrühren und weitere 5 Minuten ruhen lassen.

Möglicherweise müssen Sie etwas mehr Flüssigkeit hinzufügen (dies hängt von der Hitze ab).

Überprüfen Sie nun den Reis. Es kann noch einige Minuten dauern, bis der Garvorgang abgeschlossen ist.

Wenn der Reis weich ist, ist es Zeit, ihn zu beenden - fügen Sie bei Bedarf etwas Wasser hinzu (fügen Sie ihn in kleinen Mengen hinzu, Sie möchten es nicht übertreiben!) Und etwas geriebenen Käse, um ihm einen cremigen Geschmack zu verleihen.

Denken Sie daran: Es muss wie Lava fließen.

2. Vegetarischer Tofu Bolognese

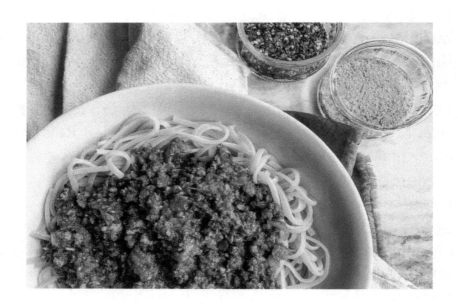

Zutaten

Für die Pasta
7 Unzen Vollkornnudeln (wählen Sie Ihren Favoriten,
Vollkorn wäre am besten)
1 TL Olivenöl
Für den Tofu
7 Unzen fester Tofu (idealerweise frischen Tofu aus
dem Supermarkt bekommen)
1 TL Olivenöl
für die Soße
1 TL Olivenöl
1 rote Zwiebel
2 Knoblauchzehen

1 Dose Tomatenwürfel (1 Dose = 14,5 Unzen)
2 EL Tomatenmark
1 Handvoll Basilikum, frisch (oder 2 EL gefrorenes oder trockenes Basilikum)
1 TL Oregano, getrocknet
1 TL Ahornsirup (oder brauner Zucker)
Salz und Pfeffer nach Geschmack

Richtung

Für Pasta
Kochen Sie die Nudeln wie angegeben. Die vorbereiteten Nudeln nach Belieben mit Olivenöl beträufeln, etwas Salz und Oregano hinzufügen.
für die Soße
Zwiebel und Knoblauch würfeln.
Das Öl in einer Pfanne erhitzen und die Zwiebel und den Knoblauch hinzufügen. 3-4 Minuten braten. Nun die gehackten Tomaten, Tomatenmark, Basilikum, Ahornsirup, Salz und Pfeffer hinzufügen. Kochen lassen.
Tofu
Schneiden Sie den Tofu in kleine Stücke oder zerbröckeln Sie ihn so, dass er wie Hackfleisch aussieht.

In einer großen Pfanne das Öl auf mittlere Hitze erhitzen und den Tofu hinzufügen. Fügen Sie ein wenig Salz hinzu und lassen Sie es 15 Minuten lang oder bis es knusprig ist braten. Rühren Sie gelegentlich um, haben Sie Geduld und Geschmack! Wenn Sie es zerbröckeln, reduzieren Sie die Garzeit um ca. 3 Minuten.

Wenn alles fertig ist, die Nudeln auf den Teller geben, die Sauce darüber gießen und den Tofu hinzufügen.

3. Perfekte Pizza Pfannkuchen

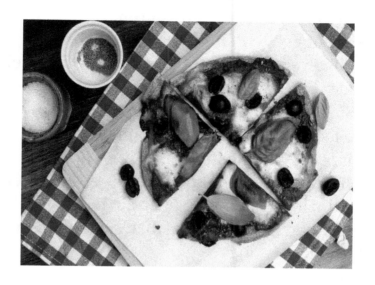

Zutaten

¾ Tasse Mehl (¾ Tasse = 130 g)
⅔ Tasse Wasser (⅔ Tasse = 150 ml)
1 TL Olivenöl
1 TL Trockenhefe
3 EL Tomatenmark (dickes Zeug)
2 EL getrocknete italienische Kräuter (oder Oregano)
1 Ball fettarmer Mozzarella (1 Ball = 125 g)
(regelmäßig verwenden, wenn Sie es vorziehen)
8 Oliven
1 Handvoll Basilikumblätter, frisch

Richtung

Hefe, Wasser und Mehl glatt rühren.
In eine leicht geölte Pfanne geben. Den Teig
gleichmäßig verteilen. Es gibt genug Teig für zwei
kleine oder eine große Pizza.
Geben Sie ihm ein oder zwei Minuten Zeit, um es
einzustellen, und drehen Sie es dann um. Für beste
Ergebnisse bei geschlossenem Deckel backen.
Fügen Sie die Tomatenmark und die getrockneten
Kräuter hinzu. Gleichmäßig über die Basis verteilen.
Mozzarella und Oliven in Scheiben schneiden und
darauf legen.
Bei geschlossenem Deckel backen. 8-10 Minuten für
dünn und knusprig, 15 Minuten für Frittieren.
Fügen Sie am Ende frisches Basilikum hinzu.

4. Italienische toskanische Gemüsesuppe

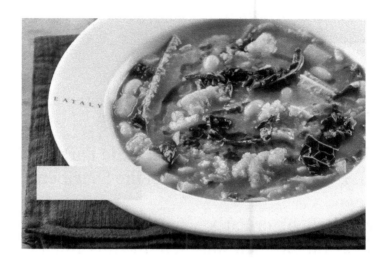

Zutaten

2 EL. Olivenöl

6 Knoblauchzehen

1 Zwiebel (jede Farbe)

2-3 Stiele Sellerie

1 Paprika (jede Farbe)

3-4 Tassen grüne Bohnen (gewaschen und geschnitten)

6 Tassen glutenfreie Gemüsebrühe

1 14 oz. Dose Tomatenwürfel

1 Teelöffel. Italienisches Gewürz

2 15 oz. Dosen Kidneybohnen (abgetropft und gespült)

1,5 Tassen glutenfreie Rotini-Nudeln (können
normale Nudeln verwenden, wenn nicht GF)
¼ TL. Koscheres Salz und Pfeffer
2-3 Tassen gehackter Grünkohl
Parmesan zum Garnieren

Richtung

6 Knoblauchzehen und 1 Zwiebel (jede Farbe) fein
hacken. 2-3 Selleriestangen in kleine Scheiben
schneiden.
1 Paprika beliebiger Farbe würfeln.
1 Pfund grüne Bohnen waschen und abschneiden.
Schneiden Sie die Bohnen in Hälften oder Drittel, je
nachdem, wie groß Sie sie mögen.
Heizen Sie einen gusseisernen holländischen Ofen
oder eine Suppenpfanne mit starkem Boden auf dem
Herd auf mittel oder mittelhoch vor. Wenn das Öl
heiß ist, fügen Sie den gehackten Knoblauch, die
Zwiebel und den Sellerie hinzu. 2-3 Minuten unter
häufigem Rühren braten.
Fügen Sie die gehackten grünen Bohnen, eine Prise
Salz und Pfeffer hinzu und braten Sie sie 4-5 Minuten
unter häufigem Rühren.
Fügen Sie die gewürfelten Paprikaschoten hinzu und
braten Sie sie weitere 2-3 Minuten unter häufigem
Rühren.
Das Gemüse sollte gut riechen, wenn es in Öl
gebraten wird.

Wenn Sie mehr Suppen zum Aufwärmen in diesem Winter wünschen, sollten Sie unbedingt diese Winterwurzelgemüsesuppe, Linsenwurstsuppe, langsam gekochte Hühnchenkartoffelsuppe, Butternusswurstsuppe und langsam gekochtes Putenchili ausprobieren.

5. Gebratene Auberginen-Parmesan-Stapel

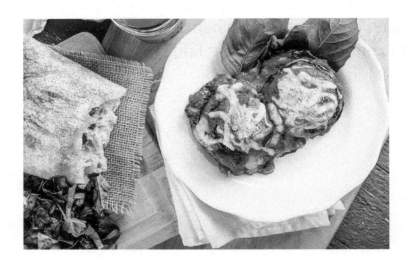

Zutaten

12 Scheiben Aubergine etwa 1/2 Zoll dick (ca. 1 große Aubergine)

4 Esslöffel natives Olivenöl extra

koscheres Salz nach Geschmack

schwarzer Pfeffer nach Geschmack

1 Tasse zubereitete oder hausgemachte Marinara-Sauce

8 Unzen frischer Mozzarella, in 12 Scheiben geschnitten (siehe Anmerkungen)

3/4 Tasse geriebener Parmesan (siehe Anmerkungen)

1/4 Tasse frisches Basilikum in Chiffons geschnitten

mehr Olivenöl, Parmesan, frisch geknackter Pfeffer und / oder zerkleinerter roter Pfeffer (optional)

Richtung

Den Backofen auf 425 Grad vorheizen.
Die Auberginenscheiben auf ein Backblech legen und
vorne und hinten mit allen 4 Esslöffeln Olivenöl
bestreichen. Beschichten Sie schnell, da die
Aubergine das Öl aufnimmt. Beidseitig großzügig mit
koscherem Salz und schwarzem Pfeffer würzen.
Backen Sie die Auberginenscheiben 30-40 Minuten
bei 425 Grad, bis sie gut gekocht und gebräunt sind.
Entfernen Sie alle bis auf vier gebackene
Auberginenscheiben auf einem Teller. Ordnen Sie die
restlichen vier auf dem Backblech an, um sie
gleichmäßig zu verteilen.
Legen Sie einen Löffel (etwas mehr als einen Löffel)
der Marinara-Sauce auf die vier Auberginenscheiben.
Legen Sie eine Scheibe frischen Mozzarella und etwa
einen Esslöffel geriebenen Parmesan, gefolgt von ein
paar Stücken frischem Basilikum.
Wiederholen Sie die Schichten noch zweimal, aber
fügen Sie in der letzten Schicht kein frisches
Basilikum hinzu. Sie haben jetzt vier Stapel mit
jeweils drei Auberginenscheiben.
10 Minuten bei 425 Grad backen oder bis der Käse
schmilzt.

Wenn Sie es aus dem Ofen nehmen, streuen Sie das restliche Basilikum auf jeden Stapel (dies wird nach dem Backen hinzugefügt, damit es nicht austrocknet und verbrennt).

Mit einem Spritzer reinem Olivenöl, mehr Parmesan, frischem schwarzen Pfeffer und, falls erforderlich, etwas zerkleinertem rotem Pfeffer servieren.

6. Einfache Tomatenspinatnudeln

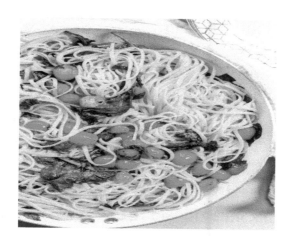

Zutaten

2 Tassen Penne Pasta

3 EL Olivenöl

1 kleine Zwiebel

2 Knoblauchzehen

4 kleine Tomaten (4 frische Tomaten = 1 Dose Tomatenwürfel)

2 Esslöffel Tomatenmark

3-4 EL griechischer Joghurt (oder Frischkäse, wenn Sie ungezogen sein wollen)

1 große Handvoll Spinat (1 große Handvoll = 200 g, gefrorener Spinat ist in Ordnung)

¼ Tasse geriebener Hartkäse

1 Teelöffel getrockneter Oregano

1 TL getrocknetes Basilikum
1 Prise rote Pfefferflocken
½ Teelöffel Salz
½ Teelöffel Pfefferkörner

Richtung
Während das Wasser erhitzt wird, die Zwiebel
würfeln, den Knoblauch reiben oder zerdrücken und
die Tomaten hacken (wenn keine Dose verwendet
wird).
Wenn das Wasser kocht, fügen Sie die Nudeln hinzu
(fügen Sie Salz und ein wenig Öl hinzu, um zu
schmecken).
Erhitzen Sie das Öl in einem großen Topf bei
mittlerer Hitze, fügen Sie die Zwiebel und den
Knoblauch hinzu und braten Sie es 5 Minuten lang
oder bis es durchscheinend ist.
Fügen Sie die Tomaten hinzu. Hinweis: Wenn Sie
frische Tomaten verwenden, ist die Sauce etwas
flüssig. Nur wenn Sie es einen Tag stehen lassen,
erhalten Sie die cremige Textur, die Sie suchen.
Fügen Sie den Spinat hinzu.
Oregano, Basilikum, Paprikaflocken, Salz und Pfeffer
hinzufügen.
Tomatenmark und griechischen Joghurt einrühren.
Rühren, bis sich beide in der Sauce aufgelöst haben.
Nun den Hartkäse dazugeben.
Die Nudeln abtropfen lassen und hinzufügen.
Reduzieren Sie die Hitze, um zu köcheln.

Gelegentlich 1 Minute rühren. Probieren Sie Salz und Pfeffer und passen Sie sie gegebenenfalls an.

7. Einfaches Socca Pizza Rezept

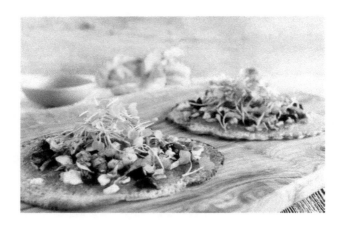

Zutaten

Pizzabasis:
1 Tasse Kichererbsenmehl: 1 Tasse Kichererbsenmehl
1 Tasse warmes Wasser
½ Teelöffel Knoblauchpulver
1 Teelöffel Backpulver
1 EL Öl
Prise Salz
Füllung:
Würze. Wir mögen:
4 EL Tomatenmark (dick)
1-2 Esslöffel getrockneter Oregano
1 kleine rote Zwiebel
1 Tasse Cheddar-Käse (gerieben)
½ Tasse Zuckermais
1 Handvoll Oliven

1 Handvoll Rucola

1 EL Basilikum (getrocknet oder frischer)

Richtung

Kichererbsenmehl, warmes Wasser, Knoblauchpulver und Backpulver gut mischen. Für beste Ergebnisse abdecken und 30 Minuten stehen lassen. Wenn Sie wenig Zeit haben, können Sie diesen Schritt überspringen.

Den Backofen auf 200 ° C vorheizen und das Olivenöl mit der feuchten Mischung und einer Prise Salz mischen.

Gießen Sie die Mischung in ein Backblech mit Seiten und Pergamentpapier. 8 Minuten backen lassen, bis es etwas fester wird.

Die rote Zwiebel in dünne Scheiben schneiden und den Käse, die Oliven und den Mais zubereiten.

Den Pizzaboden aus dem Ofen nehmen, mit Tomatenmark bestreichen und mit getrocknetem Oregano bestreuen.

Überziehen Sie die anderen Zutaten, einschließlich Basilikum oder Ihrer Lieblingskräuter, mit Ausnahme der Rucola / Rucola, die wir jetzt waschen und abtropfen lassen.

Noch ca. 12 Minuten backen. Wenn alles fertig aussieht und der Käse geschmolzen ist, ist die Pizza fertig! Aus dem Ofen nehmen und mit Rucola und / oder Rucola dekorieren.

8. Cremige Pesto Gnocchi

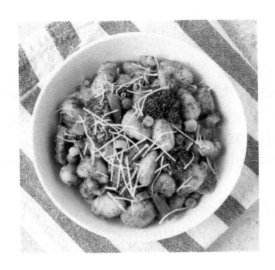

Zutaten

1 16-Unzen-Packung (450 g) Gnocchi
½ Tasse ölgetrocknete Tomaten, gehackt
¾ Tasse (80 ml) Sahne
4 Esslöffel Pesto
½ Teelöffel Salz

Richtung

Bringen Sie einen Topf mit leicht gesalzenem Wasser zum Kochen und kochen Sie die Gnocchi gemäß den Anweisungen in der Packung.

Erhitzen Sie das sonnengetrocknete Tomatenöl in einer Pfanne bei mittlerer Hitze und braten Sie die sonnengetrockneten Tomaten eine Minute lang, um ihr Aroma freizusetzen. Die Sahne einfüllen, eine Minute kochen lassen (nicht kochen), vom Herd nehmen und das Pesto einrühren. Mit Salz.

Die gekochten und abgetropften Gnocchi in die Sauce geben und umrühren, bis die Gnocchi mit der Sauce überzogen sind.

Warm servieren. Auf Wunsch mit geriebenem Parmesan oder vegetarischem Hartkäse belegen.

9. Veganes Pilzrisotto

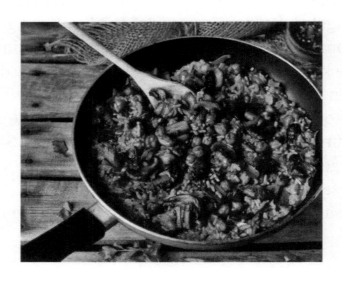

Zutaten

2 EL Olivenöl

2 Knoblauchzehen

1 Zwiebel

3 Tassen Gemüsebrühe (3 Tassen = 750 ml)

9 Unzen Pilze (9 Unzen = 250 g oder 2 Tassen)

½ Tasse Risottoreis

2-3 EL Nährhefe

2 EL Petersilie, frisch (oder 1 EL getrocknete
Petersilie

Richtung

Bereiten Sie die Brühe vor und halten Sie sie warm (z. B. auf dem Herd).

Pilze schnell waschen und in Scheiben schneiden.

Erhitzen Sie einen großen Topf oder eine Pfanne und braten Sie die Pilze mit etwas Öl an, bis sie gar sind - etwa 5 Minuten.

In der Zwischenzeit Zwiebel und Knoblauch würfeln. Wenn die Pilze fertig sind, legen Sie sie beiseite und lassen Sie sie für später.

In derselben Pfanne (ohne Pilze) die Zwiebeln braten und bei Bedarf mehr Öl hinzufügen. Braten Sie bis weich.

Fügen Sie den Reis hinzu und braten Sie ihn 2 Minuten lang. Fügen Sie den Knoblauch hinzu und rühren Sie gut um. Wenn Sie Wein verwenden, fügen Sie ihn hinzu und kochen Sie ihn, bis er verdunstet ist.

Gießen Sie nun eine Kelle nach der anderen in die Brühe. Sobald die Flüssigkeit fast verschwunden ist, fügen Sie eine weitere Kelle hinzu. Dies sollte dem Risotto eine schöne cremige Textur geben.

Wenn die Brühe aufgebraucht und der Reis gekocht ist, vom Herd nehmen. Die Pilze hinzufügen und umrühren. Top mit veganer Margarine, Petersilie und Nährhefe. Mit dem Deckel abdecken.

Nach ein paar Minuten sollte die Margarine schmelzen. Alles zusammen rühren.

10. Käsegebackene Rigatoni mit geröstetem Gemüse

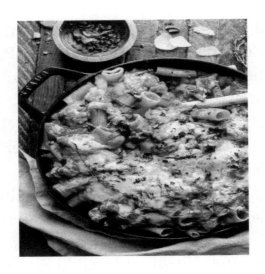

Zutaten

1 Pfund trockene Rigatoni-Nudeln
3-4 Tassen Marinara-Sauce
1-2 Esslöffel Öl
1 Pfund Beutel mit kleinen Paprikaschoten
1 Blumenkohlkopf
4-5 Karotten
1/4 Tasse frisches Basilikum, gehackt
1 Teelöffel Oregano (getrocknet oder frisch)
1 Tasse geriebener Cheddar-Käse (geteilt)
1 Tasse geriebener Gruyere-Käse (geteilt)
1/2 Tasse geriebener Parmesan
Salz und schwarzer Pfeffer

Richtung

Ofen auf 425F vorheizen.

Bereiten Sie das Gemüse vor: Schneiden Sie den Blumenkohl in Blütenblätter. Entfernen Sie den Stiel von den Karotten, schneiden Sie sie in Stangen und schneiden Sie sie der Länge nach in Viertel. Lassen Sie die kleinen Paprikaschoten ganz (mit Stielen).

Braten Sie das Gemüse: Legen Sie das Gemüse auf ein Backblech und beträufeln Sie es mit Öl. Rühren und mit einer Prise Salz und schwarzem Pfeffer bestreuen. 20 Minuten braten (halb durchdrehen), dann die Ofentemperatur auf 325F reduzieren und weitere 10 Minuten braten.

Das Gemüse in Scheiben schneiden: Das geröstete Gemüse entfernen und leicht abkühlen lassen. Entfernen Sie vorsichtig die Stiele der Paprika. Paprika und Karotten in Würfel schneiden. Den Blumenkohl hacken, wenn die Stücke zu groß sind, aber die Röschen stehen lassen. Hinweis: Die gerösteten kleinen Paprikaschoten sind sehr weich, sodass Sie die Stängel leicht entfernen können, indem Sie sie vorsichtig herausziehen.

Nudeln zubereiten: Während das Gemüse kocht, einen großen Topf Wasser zum Kochen bringen. Würzen Sie das Wasser mit den Nudeln mit viel Salz (ca. 1-2 Esslöffel). Kochen Sie die Nudeln wie auf der Schachtel angegeben, damit die Nudeln eine al dente Textur haben. Reservieren Sie beim Abtropfen der Nudeln 1/3 Tasse Wasser. Hinweis: Al dente bedeutet auf Italienisch "durch den Zahn" - die Textur der Nudeln sollte mundgerecht und nicht zu weich sein. Mischen Sie die Zutaten mit den Nudeln: Geben Sie 1-2 Tassen Marinara mit den Nudeln und dem Nudelwasser in den Topf. Fügen Sie 1/2 Tasse Cheddar-Käse, 1/2 Tasse Gruyere-Käse und 1/4 Tasse Parmesan hinzu. Dann die Hälfte des gerösteten Gemüses, des gehackten frischen Basilikums und des Oreganos hinzufügen.

In einer Auflaufform anrichten. Fügen Sie das restliche geröstete Gemüse und 1-2 Tassen Marinara hinzu und streuen Sie den restlichen Cheddar-, Gruyere- und Parmesankäse darüber.

Mit Folie oder Deckel abdecken und 20 Minuten bei 350F backen. In der letzten Minute hoch backen, um den Käse zu bräunen.

11. Pasta Arrabiata

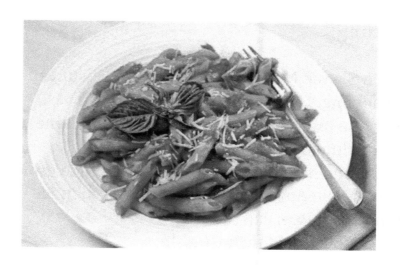

Zutaten

1 kleine Aubergine
¼ TL Salz
8 Unzen Vollkornnudeln (8 Unzen = 250 g)
¼ TL Paprika
1 mittelgroße Zwiebel
2 Knoblauchzehen
2 mittelgroße Tomaten
¼ TL Zucker
3 EL Olivenöl
1 TL Tomatenmark (auch als Tomatenkonzentrat
bekannt - das dicke Zeug, oft in einer Tube)
2 Tassen Tomatensaft (das Getränk) 2 Tassen = 500
ml)

1 rote Chilischote
2 EL Mandeln (geröstet / geräuchert)

Richtung

Kochen Sie die Nudeln gemäß den Anweisungen in
der Packung.
Aubergine und Tomaten waschen und in kleine
Stücke schneiden.
Eine Pfanne mit Olivenöl bei mittlerer Hitze erhitzen.
Fügen Sie die Aubergine hinzu und mischen Sie das
Salz und den Paprika unter.
Zwiebel und Knoblauch würfeln.
Nach ein paar Minuten die Zwiebeln hinzufügen und
weich braten. Wenn sie es sind, fügen Sie den
Knoblauch hinzu und braten Sie ihn für weitere 30
Sekunden oder so.
Fügen Sie die Tomatenmark hinzu und lassen Sie sie
noch einige Minuten braten.
Fügen Sie den Tomatensaft, die Tomatenstücke und
den Zucker hinzu.
Chili-Pfeffer hacken und auch hineinwerfen.
Lassen Sie es weitere fünf Minuten kochen
(sprudeln).
Die Mandeln zerdrücken.
Die Nudeln mit der Sauce servieren und mit Salz und
Pfeffer abschmecken. Mit den zerkleinerten Mandeln
garnieren

12. Tröstendes Lauchrisotto

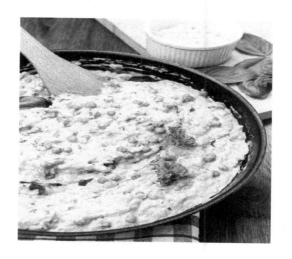

Zutaten

½ Tasse Risottoreis

2-3 Tassen Gemüsebrühe

½ Lauch

1 kleine Zwiebel

1 EL Olivenöl

1 Tasse Erbsen, gefroren

⅓ Tasse Sahne (⅓ Tasse = 100 ml)

2,5 Unzen fettarmer Frischkäse

2 EL Sojasauce

2 EL Worcestershire-Sauce (vegetarisch) (achten Sie darauf, dass Sie keine Fischversion erhalten)

¼ TL Salz

¼ TL Pfeffer

1 EL Basilikum, frisch

1 EL Petersilie, frisch
1 EL Oregano, frisch (für alle Kräuter sind
getrocknete oder gefrorene Kräuter in Ordnung,
wenn sie nicht verfügbar sind)

Richtung

Spülen Sie den Reis schnell aus - wir brauchen diesen
nicht zu stark.
Lauch und Zwiebel in Scheiben schneiden und in
Olivenöl in einer großen Pfanne bei mittlerer Hitze
ca. 5 Minuten braten.
Den Risottoreis dazugeben und weitere 2 Minuten
braten.
Wenn Sie verwenden, werfen Sie den Weißwein
hinein und rühren Sie, bis er sich aufgelöst hat.
¾ der Gemüsebrühe hinzufügen. Alles ca. 20
Minuten kochen lassen oder bis der Reis fertig ist.
Wenn es trocken wird, bevor der Reis fertig ist, fügen
Sie mehr Brühe hinzu.
Wenn der Reis fertig ist, schalten Sie die Heizung aus.
Fügen Sie die gefrorenen Erbsen, Sahne und
Frischkäse, Sojasauce und Worcestershire-Sauce
sowie Basilikum, Petersilie und Oregano hinzu.
Rühren Sie es gut um und achten Sie darauf, dass
alles gut vermischt ist.

Drehen Sie die Hitze zurück und kochen Sie weitere 5 Minuten bei mittlerer Hitze. Dies gibt der Chance, dass die Sauce dick wird und die Aromen voll zur Geltung kommen. Nach Belieben Salz und Pfeffer hinzufügen. Lass es einfach nicht brennen - gelegentlich umrühren!

Mit etwas Cheddar servieren, der für zusätzliche Köstlichkeit darüber gestreut wird.

13. Rote Pesto-Nudeln

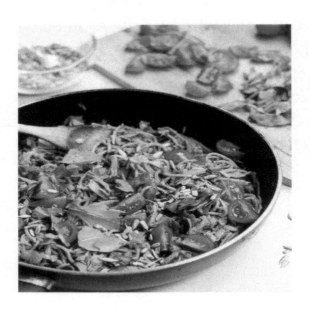

Zutaten

1 Handvoll Sonnenblumenkerne (oder verwenden Sie
die Samen, die Sie in der Nähe haben)
7 Unzen Pasta (Vollkorn wäre am besten)
1 Zwiebel
1 EL Olivenöl
3-4 EL rotes Pesto (Siehe Hinweise unten, um Ihr
eigenes zu machen!)
1 Handvoll Spinat (1 Handvoll = 50 g, Rucola
funktioniert auch)
1 Handvoll Kirschtomaten

Richtung

Kochen Sie diese Pasta o'yours.
Die Zwiebel würfeln und mit Olivenöl in einer Pfanne bei mittlerer Hitze braten.
Während des Kochens die Samen in eine Pfanne geben und ohne Öl braten. Sie werden nur ein oder zwei Minuten dauern, also lass sie nicht brennen!
Die gekochten Nudeln abtropfen lassen und in die Pfanne geben, rotes Pesto, Spinat / Rucola und eine gute Handvoll gewürfelte Kirschtomaten untermischen.
Fügen Sie ein paar Spritzer Wasser hinzu, wenn Sie es etwas cremiger haben möchten.
Je nachdem, was Sie möchten, fügen Sie für den Geschmack Lab ohne Cheddar-Käse hinzu oder lassen Sie ihn für eine vegane Version weg.
Zum Servieren noch ein paar Kirschtomaten als Beilage dazugeben und über die Sonnenblumenkerne streuen.

14. Vegetarische Zucchini

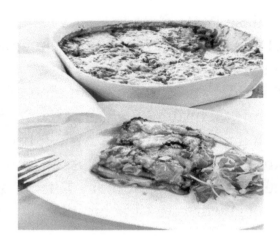

Zutaten

½ Tasse Dinkelkörner, gemahlen (normalerweise als "geknackt" und / oder "geknackt Freekeh" bezeichnet)
2 Tassen Gemüsebrühe
2 mittelgroße Zucchini
1 EL Olivenöl
1 Zwiebel
Lasagneblätter
1 Dose Tomatenpassata
2 EL Tomatenmark
1 Tasse Bechamelsauce (Sie können Ihre eigene machen, wenn Sie möchten)
Salz und Pfeffer nach Geschmack
1 EL Basilikum, getrocknet (Sie können auch frisches Basilikum verwenden)

3,5 Unzen Cheddar-Käse

Richtung

Den Dinkel in einer großen Pfanne bei mittlerer Hitze
(kein Öl) ca. 2-3 Minuten braten. Pass auf, dass es
nicht brennt! Sobald es beginnt, sein Aroma
freizusetzen und braun zu werden, fügen Sie die
Brühe hinzu und rühren Sie gut um. Schalten Sie die
Heizung aus und lassen Sie den Dinkel 20 Minuten
lang sitzen, wobei Sie ab und zu umrühren. Wenn die
Pfanne vollständig abgekühlt ist, lassen Sie sie
stattdessen bei schwacher Hitze köcheln.
Zucchini, Zwiebel und alles andere Gemüse in kleine
Stücke schneiden.
Nach 20 Minuten die Zucchini, die Zwiebel und jedes
andere Gemüse zusammen mit dem Tomatenpüree
und der Tomatenmark in den Dinkel geben.
Fügen Sie auch Salz, Pfeffer und Basilikum hinzu.
Geschmackstest, und wenn die Tomate nicht
besonders süß war, fügen Sie einen Teelöffel Zucker
hinzu, um sie auszugleichen. Lassen Sie alles bei
niedriger bis mittlerer Hitze etwa 10 Minuten
köcheln.

Vorbereitungszeit als nächstes: Hinzufügen ⅓von der Dinkel / Gemüse-Mischung auf ein Backblech geben. Lasagneblätter darüber legen und darüber geben⅓Bechamelsauce mit einem Löffel auf den Laken verteilen. Fügen Sie den nächsten hinzu⅓ Dinkel / Gemüse-Mischung, mehr Lasagneblätter und eine andere ⅓Bechamelsauce. Zum Schluss den Rest der Gemüsemischung und eine weitere Schicht Bechamelsauce (keine Lasagneblätter mehr) hinzufügen. Auf die oberste Schicht den geriebenen Käse streuen. Bereit!

35 Minuten bei 200 ° C oder bis zu einem tiefen Goldbraun in den Ofen geben. Beste Lasagne aller Zeiten.

15. Knusprige Tortilla Pizza

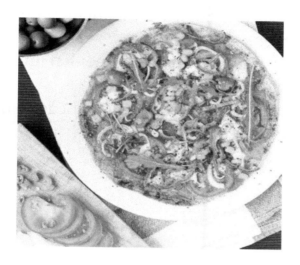

Zutaten

4 Tortillas (idealerweise Vollkornweizen)
1 Tomatenpüree
1 Kugel Mozzarella (Feta oder die meisten anderen Käsesorten funktionieren gut)
1 Handvoll Oliven
1 weiße oder rote Zwiebel
1 Chili / Jalapeño
4 kleine Tomaten
½ Paprika, rot (deine Lieblingsfarbe)
½ Tasse Basilikum, frisch (getrocknet ist gut, aber viel weniger verwenden)

Richtung

Das Tomatenpüree über jede Tortilla verteilen.
Lob auf das Basilikum.
Den Käse in dünne Schichten schneiden und zu den
Tortillas geben.
Das Gemüse in kleine Stücke schneiden und
gleichmäßig auf die Tortillas legen
10-15 Minuten bei 180 ° C im Ofen kochen - die
Tortillas nicht verbrennen lassen!
Munch.

16. Zitronen-Pappardelle

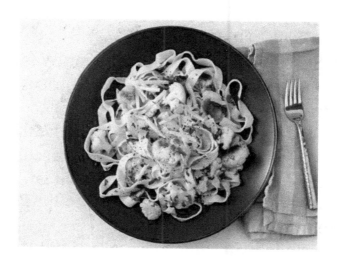

Zutaten

200 g frische Pappardelle-Nudeln (eifrei, wenn vegan)

1 EL Olivenöl

2 mittelgroße ungewachste Zitronen (Schale und Saft)

2 EL Pinienkerne (geröstet)

Für Basilikum- und Grünkohlpesto:

1 großes Bündel frisches Basilikum (plus ein paar zusätzliche Blätter zum Dekorieren)

2 TL Grünkohlpulver

2 EL Olivenöl (extra vergine)

2 EL Weißweinessig

2 EL Naturjoghurt (milchfrei)

1 TL Dijon-Senf (optional)

Salz und Pfeffer nach Geschmack

Richtung

Bringen Sie eine große Soßenpfanne mit Wasser zum Kochen und kochen Sie 4 Minuten lang frische Pappardelle.
In der Zwischenzeit Basilikum und Grünkohlpesto zubereiten. Alle Zutaten in die Küchenmaschine geben und blitzen, bis alles gut vermischt ist. Fügen Sie einen Löffel Wasser hinzu, wenn Sie Ihr Pesto etwas weniger dick bevorzugen.
Gekochte Nudeln abtropfen lassen und mit Olivenöl beträufeln. Gießen Sie das Pesto über die Nudeln, fügen Sie Zitronenschale und Zitronensaft hinzu und werfen Sie alles zusammen. Top mit gerösteten Pinienkernen und frischen Basilikumblättern.

17. Rauchige gebackene Eier mit Ricotta und Bohnen

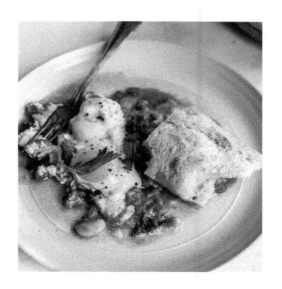

Zutaten

1/4 Tasse Olivenöl
2 Knoblauchzehen, gehackt
3/4 Teelöffel geräucherter Paprika
1/4 Teelöffel rote Pfefferflocken
1 (15 Unzen) Kann Cannellini-Bohnen abtropfen lassen und abspülen
1 (28 Unzen) Kann zerkleinerte Tomaten
Handvoll frischer Babyspinat (optional)
1 1/2 Tassen Ricotta
6 Eier
Salz und Pfeffer nach Geschmack
Frische Kräuter, grob gehackt

Knuspriges Brot zum Servieren

Richtung

Backofen auf 400 Grad vorheizen.
In einer großen, ofenfesten Pfanne das Olivenöl bei
mittlerer Hitze erhitzen. Fügen Sie den Knoblauch,
den geräucherten Paprika und die Paprikaflocken
hinzu und kochen Sie unter Rühren, bis es duftet; 1
Minute. Fügen Sie die Bohnen und die Tomaten
hinzu, senken Sie die Hitze auf mittlere Stufe und
kochen Sie, bis die Sauce eingedickt ist; etwa 15
Minuten. Mit Salz und Pfeffer abschmecken. Bei
Verwendung eine Handvoll Babyspinat einrühren.
Machen Sie mit der Rückseite eines Löffels sechs
Vertiefungen in der Sauce, fügen Sie jeder Vertiefung
einen Löffel Ricotta hinzu und knacken Sie dann ein
Ei über den Ricotta. Übertragen Sie die Pfanne in den
Ofen und backen Sie, bis das Eiweiß fest ist, aber das
Eigelb noch flüssig ist (die Eier kochen weiterhin
etwas in der Pfanne) (ca. 12-15 Minuten).
Mit Ihren Lieblingskräutern garnieren und mit
warmem, knusprigem Brot servieren.

18. Cremige Brokkoli-Nudeln

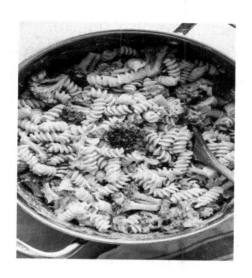

Zutaten

7 Unzen Nudeln (zB Tagliatelle oder Linguine)
2 EL Olivenöl
2 Tassen Brokkoli (gefroren ist auch gut)
1 Zwiebel
2 Knoblauchzehen
½ Tasse Gemüsebrühe
4 Unzen Frischkäse
1 TL Honig
1 TL Zitronensaft
Salz und Pfeffer nach Geschmack
1 TL Chiliflocken

Richtung

Wasser zum Kochen bringen und die Nudeln gemäß den Anweisungen in der Packung kochen.

Wenn Sie gefrorenen Brokkoli verwenden, werfen Sie ihn sofort mit 3 EL Olivenöl in eine Pfanne und bedecken Sie ihn mit einem Deckel - der Brokkoli taut schneller auf.

Wenn Sie frisch verwenden, waschen Sie den frischen Brokkoli und schneiden Sie ihn in kleine Röschen. Als nächstes schälen und würfeln Sie die Zwiebel; Gleiches gilt für die Knoblauchzehen.

Das Olivenöl in einer Pfanne erhitzen und den Brokkoli, die Zwiebel und den Knoblauch hinzufügen. Bei mittlerer Hitze alles 5 Minuten köcheln lassen.

Jetzt ist es Zeit, den Frischkäse hinzuzufügen.

Gießen Sie nun langsam die Gemüsebrühe ein.

HINWEIS: Wenn Sie glauben, dass die Mischung wässrig wird, hören Sie auf zu gießen!

Sobald Sie fertig sind, lassen Sie die Nudeln in einem Sieb abtropfen. Fügen Sie sie nun der Brokkoli-Crememischung hinzu. Bei mittlerer Hitze weitere 5 Minuten kochen lassen

Nach Belieben Salz, Pfeffer und ein paar Chiliflocken hinzufügen. Um es noch einmal zu kicken, geben Sie ein paar Spritzer Zitronensaft und einen Teelöffel Honig in die Mischung.

19. Italienischer Sommergemüseauflauf

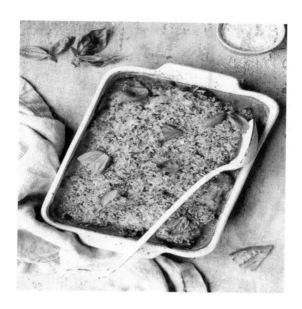

Zutaten

1 mittelgroße Aubergine, in ¼ Zoll dicke Scheiben geschnitten
2 kleine bis mittelgelbe Kürbisse, in ¼ Zoll dicke Scheiben geschnitten
2 mittelgroße Zucchini, in ¼ Zoll dicke Scheiben geschnitten
1 großer roter Pfeffer, kernlos, stammlos und entkernt, in ca. 12 lange Streifen geschnitten
1 großer gelber Pfeffer, kernlos, stammlos und entkernt, in ca. 12 lange Streifen geschnitten
¼ Tasse Olivenöl und 2 Esslöffel

Salz und frisch gemahlener schwarzer Pfeffer nach
Geschmack
Kochspray
1 Glas Marinara-Sauce wie Bertolli-Olivenöl und
Knoblauch
2 große Zweige frisches Basilikum, Blätter zerrissen
3 Tassen geriebener Mozzarella-Käse
1 Tasse frisch geriebener Parmesan
½ Tasse Panko
2 Esslöffel gehackte frische Petersilie

Richtung

Den Grill auf mittelhoch vorheizen. Das Gemüse
leicht mit ¼ Tasse Olivenöl bestreichen. Legen Sie
das Gemüse auf den Grill und reduzieren Sie die
Hitze auf mittel. Grillen Sie das Gemüse, bis es schön
verkohlt und leicht weich ist, mit Ausnahme der
Auberginen. Braten Sie die Auberginen, bis sie leicht
mit einem Messer zu durchstechen sind.
Backofen auf 375 Grad vorheizen. Sprühen Sie eine 13
x 9 Zoll große Auflaufform mit Kochspray.
Den Boden der vorbereiteten Auflaufform mit etwa
½ Tasse Marinara-Sauce bestreichen.

Die Zucchini auf die Sauce legen, um den Boden zu bedecken, dann mit einer halben Tasse Marinara bedecken und mit etwa einer halben Tasse Mozzarella bestreuen, mit Parmesan und etwas zerrissenem Basilikum bestreuen. Legen Sie die roten Paprikaschoten darauf.

Mit der restlichen Zucchini und dem gelben Kürbis, einer halben Tasse Sauce, einer halben Tasse Mozzarella, mehr Parmesan und mehr zerrissenem Basilikum belegen.

Legen Sie die gelben Paprikaschoten darauf und dann die Aubergine.

Gießen Sie die restliche Marinara-Sauce über den Braten. Den restlichen Mozzarella und mehr Parmesan darüber geben und etwa ¼ Tasse des Dressings übrig lassen.

Mischen Sie in einer kleinen Schüssel die restlichen ¼ Tasse Parmesan, Panko, Petersilie und die restlichen 2 Esslöffel Olivenöl. Über den Braten streuen.

45 Minuten backen oder bis die Oberseite sprudelt und leicht gebräunt ist.

20. Cremige Avocado-Nudeln

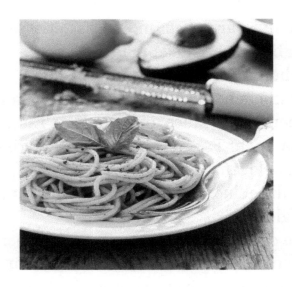

Zutaten

5 Unzen Vollkornnudeln
1 Tasse Kirschtomaten
¼ Tasse Basilikum, frisch (trockenes Basilikum reicht auch, aber weniger verwenden)
1 große Avocado
2-3 EL Zitronensaft
1-2 EL Sojasauce
1 EL Olivenöl
1 Knoblauchzehe
Salz nach Geschmack
Fügen Sie ein paar Esslöffel Wasser hinzu, wenn es zu dick ist.

Richtung

Wasser zum Kochen bringen und Nudeln hineinwerfen.

Verwenden Sie die Nudelkochzeit, um die Avocadosauce zuzubereiten:

Das Avocadofleisch mit einer Gabel in einer Schüssel zerdrücken, bis es cremig ist (wenn Sie eine Küchenmaschine haben, verwenden Sie diese)

Fügen Sie Olivenöl, Zitronensaft und Sojasauce der zerdrückten Avocado hinzu

Basilikumblätter schneiden und in die Schüssel geben

Knoblauch und Ingwer reiben und ebenfalls hinzufügen. Denken Sie daran, Ingwer ist optional. Es sei denn, du bist so geboren

Wenn die Mischung zu dick ist, fügen Sie einige Esslöffel Wasser hinzu

Die Nudeln abtropfen lassen und wieder in den Topf geben. Fügen Sie die Avocadosauce hinzu und rühren Sie gut um

Die Kirschtomaten halbieren und mit Nudeln vermengen

Mit Sesam bestreuen, wenn Sie sie zur Hand haben, und mit etwas Salz würzen.

21. Brown Rice Risotto mit Butternusskürbis und Pilzen

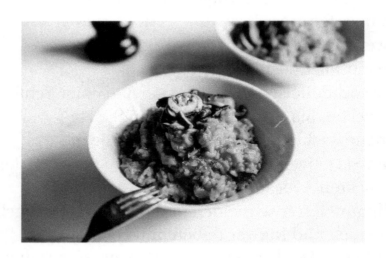

Zutaten

1 1/2 EL. Avocadoöl, geteilt (oder was auch immer für ein Ölkind Sie bevorzugen)
3/4-Pfund-Butternusskürbis, in 1-cm-Würfel gewürfelt
8 Unzen. Pilze, geviertelt
1 kleine Zwiebel, gewürfelt
1 Teelöffel. zerhackter Knoblauch
1 Tasse gekeimter kurzkörniger brauner Reis *
1/2 Tasse trockener Weißwein (Sauvignon Blanc funktioniert super)
6 Tassen Brühe (entweder Huhn oder Gemüse)
5 oz. frischer Babyspinat
2 EL. frisch gehackter Salbei

1/8 TL. Muskatnuss
1/4 Tasse geriebener Parmesan
1/4 Tasse geröstete Walnüsse, zerkleinert *
Salz und Pfeffer nach Geschmack

Richtung

Den Ofen auf 218 ° C vorheizen.
Butternusskürbis mit 1/2 T Öl einreiben und mit Salz
und Pfeffer auf ein großes Backblech streuen. In den
Ofen geben und ca. 10 Minuten braten.
Nachdem der Kürbis 10 Minuten lang gebacken hat,
geben Sie die Pilze in dieselbe Pfanne wie den Kürbis
(oder in eine separate Pfanne, wenn kein Platz
vorhanden ist), reiben Sie sie mit 1/2 T Öl ein und
stellen Sie die Pfanne etwa 15 Minuten lang wieder in
den Ofen, bis Kürbis und Pilze sind gar.
Hitze 1/2 EL. Öl in einem großen Topf bei mittlerer
Hitze. Fügen Sie Zwiebel hinzu und sautieren Sie für
2-3 Minuten, um zu erweichen. Fügen Sie Knoblauch
hinzu und kochen Sie für eine weitere Minute.
Reis in die Pfanne mit Zwiebel und Knoblauch geben
und 2-3 Minuten rühren. Fügen Sie Weißwein zum
Reis hinzu und rühren Sie, bis er größtenteils
absorbiert ist.

Eine halbe Tasse Brühe mit Reis in eine Pfanne geben und umrühren, bis sie größtenteils eingezogen ist. Fügen Sie unter ständigem Rühren jeweils eine halbe Tasse Brühe hinzu. Wiederholen Sie den Vorgang alle paar Minuten, wenn der Reis die meiste Flüssigkeit aufgenommen hat (insgesamt 20 bis 30 Minuten). Fügen Sie Spinat und Salbei Reis hinzu und rühren Sie 1 Minute, bis Spinat welk ist.
Vom Herd nehmen und Pilze, Butternusskürbis, geröstete Walnüsse, Muskatnuss und Parmesan hinzufügen. Mit Salz und Pfeffer würzen und sofort servieren.

22. Spaghetti cacio e pepe

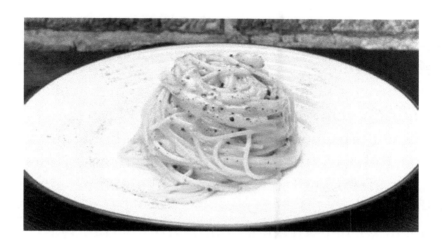

Zutaten

250 g Spaghetti
135 g Pecorino-Käse, gereifter Pecorino Toscano-
oder Pecorino Romano-Käse
1/2 Tasse Nudelkochwasser Es ist gut, mehr zur
Hand zu haben
1 Esslöffel Butter
1 Esslöffel Olivenöl
1-2 Teelöffel frisch gemahlener schwarzer Pfeffer

Richtung

Bereiten Sie alle Zutaten zu: Reiben Sie den Käse auf dem Microplane Zester (es ist das Beste) oder mahlen Sie den Pfeffer auf den kleinsten Löchern einer Kistenreibe.

Beiseite legen.

Pfeffer rösten: Olivenöl und Butter in einer großen Pfanne bei schwacher Hitze erhitzen. Wenn das Öl und die Butter heiß sind, fügen Sie den Pfeffer hinzu. Unter Rühren etwa eine Minute kochen lassen oder bis der Pfeffer duftet. Nehmen Sie die Pfanne vom Herd.

Nudeln kochen: In einem mittelgroßen Topf Wasser zum Kochen bringen. Das Wasser sollte gut gesalzen sein. Geben Sie kein Öl in das Wasser. Verwenden Sie die kleinste Menge Wasser, die die Nudeln bedeckt. Kochen Sie die Nudeln ca. 1-2 Minuten weniger als auf der Packung angegeben.

Reservieren Sie das Nudelkochwasser: Reservieren Sie ca. 3 Minuten vor Ende der Garzeit ca. 1 Tasse Nudelkochwasser. Wir brauchen nur eine halbe Tasse für dieses Rezept, aber es ist immer gut, mehr zur Hand zu haben, wenn Sie die Sauce verdünnen müssen.

Die halbe Tasse Wasser in die Pfanne geben und intensiv verquirlen, um sie mit Butter und Olivenöl zu kombinieren. Beiseite legen. Das restliche Nudelkochwasser aufbewahren.

Die gekochten Nudeln in die Pfanne geben und mit der Sauce vermengen. Lassen Sie es etwa ein bis zwei Minuten stehen und lassen Sie es etwas abkühlen, bevor Sie den Käse hinzufügen.

Fügen Sie den Käse hinzu und rühren Sie ihn sehr intensiv mit einer Küchenzange oder zwei Gabeln um, bis der Käse geschmolzen und cremig ist und eine glatte, seidige Sauce entsteht. Sie können die Pfanne dabei auf den Brenner stellen und bei sehr schwacher Hitze erhitzen, um den Käse zum Schmelzen zu bringen. Wenn der Käse nicht leicht schmilzt, fügen Sie etwas mehr reserviertes Nudelkochwasser hinzu. Die Sauce bei schwacher Hitze leicht erhitzen, bis der gesamte Käse geschmolzen ist.

Probieren Sie die Nudeln und würzen Sie sie bei Bedarf mit mehr Pfeffer.

23. Italienische Tortellini-Spinatsuppe

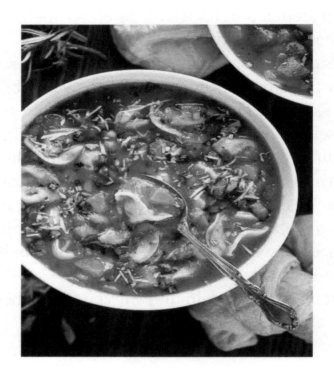

Zutaten

1 TL Olivenöl
1 große Knoblauchzehe gehackt
4 Tassen Hühnerbrühe
2 Tassen natriumarme Hühnerbrühe *
1 14-Unzen-Dose kann geröstete Tomaten feuern
1/2 TL italienisches Gewürz
1/2 TL getrocknetes Basilikum
1 12-Unzen-Packung Käse Tortellini
6-Unzen-Beutel frischer Babyspinat

Frischer Parmesan zum optionalen Servieren

Richtung

Stellen Sie einen großen Suppentopf bei mittlerer Hitze. 1 TL Olivenöl in den Topf geben. Sobald das Öl warm ist, fügen Sie Knoblauch hinzu und braten Sie ihn 30 Sekunden bis 1 Minute lang oder bis er duftet. Brühe, Tomaten und Gewürze hinzufügen. Zum Kochen bringen und 5 Minuten weiter köcheln lassen.

In getrocknete abgepackte Tortellini geben und leicht aufkochen lassen. 10 Minuten kochen lassen (die Tortellini noch nicht vollständig kochen, du willst sie al-dente).

Zum Kochen bringen und Spinat hinzufügen. 5 Minuten köcheln lassen oder bis der Spinat welk ist und die Tortellini vollständig gekocht sind.

In 4 Schalen teilen und mit frisch zerkleinertem Parmesan belegen.

24. Tomaten-Mozzarella-Brot

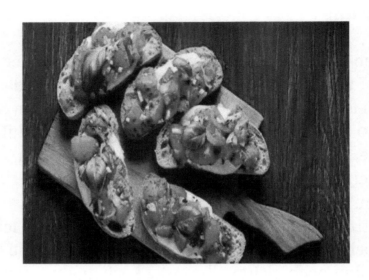

Zutaten

½ Tasse Kirschtomaten (oder ½ Tasse
Kirschtomaten gegen 1 große Tomate tauschen. Dave
bevorzugt die erstere, Hauke die letztere. Wählen Sie
Ihre Seite!)
1 Kugel fettarmer Mozzarella-Käse (1 Kugel = ca. 125
g)
¼ Tasse Basilikum, frisch frisch
1 EL Olivenöl
1 EL Balsamico-Essig
Salz und Pfeffer nach Geschmack
2-3 Scheiben Brot (Vollkornbrot oder rustikales /
Bauernbrot)

Richtung

Backofen auf 180 ° C vorheizen.
Schneiden Sie die Tomaten auf ca. 1/4 cm Dicke und den Käse etwas dünner.
Das Brot mit etwas Olivenöl bestreichen
Den Mozzarella und dann die Tomaten auf das Brot legen.
Basilikum, Salz und Pfeffer hacken und hinzufügen.
Etwa 5 Minuten im Ofen oder bis sie goldbraun mit geschmolzenem Käse sind.
Setzen Sie den Essig zuletzt auf, um den vollsten Geschmack zu erzielen.

25. Caprese-Salat

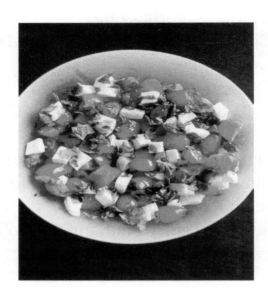

Zutaten

3 große reife Tomaten in ¼ Zoll Dicke geschnitten
350 g frischer Mozzarella-Käse, in ¼ Zoll Dicke
geschnitten
2 Esslöffel natives Olivenöl extra
½ Teelöffel Meersalzflocken
¼ Teelöffel gemahlener schwarzer Pfeffer
2 Esslöffel Balsamico-Reduktion / Glasur optional

Richtung

Die Tomaten- und Mozzarella-Scheiben abwechselnd
in eine Servierplatte legen.

Stecken Sie frische Basilikumblätter zwischen jede Scheibe Tomate und Mozzarella. Ordnen Sie die Zutaten so an, dass Sie die Schichten auf der Platte sehen können. Mit Olivenöl beträufeln.
Mit Salz, Pfeffer würzen und bei Verwendung mit Balsamico-Reduktion / Glasur beträufeln.

26. Italienischer sautierter Mangold

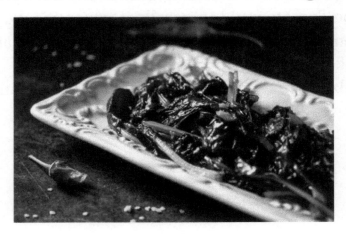

Zutaten

1 Bund Mangold frisch oder Regenbogen Mangold
2 Esslöffel Olivenöl
2-3 Knoblauchzehen grob gehackt
Prise zerkleinerten roten Pfeffer oder mehr je nach
Geschmack
1-2 Esslöffel Wasser optional
Salz und Pfeffer nach Geschmack
Olivenöl zum Nieseln
Parmesankäse-Späne optional

Richtung

Stellen Sie einen großen Topf mit Salzwasser zum
Kochen.
In der Zwischenzeit den Mangold gründlich
abspülen, um Schmutz und Sand zu entfernen.

Schneiden Sie die Enden ab. Schneiden Sie die Rippen vom Blattteil ab.

Sobald das Wasser zu kochen begonnen hat, werfen Sie die Rippen hinein. 3-5 Minuten kochen lassen oder bis es weich wird.

Fügen Sie die grünen Blätter hinzu und kochen Sie sie noch ca. 1-2 Minuten lang.

In einem Sieb gründlich abtropfen lassen

Fügen Sie das Olivenöl, den gehackten Knoblauch und eine Prise rote Pfefferflocken (falls verwendet) zu einer großen Pfanne hinzu.

Schalten Sie die Hitze auf mittel und braten Sie für 2 bis 3 Minuten.

Sobald der Knoblauch hellgoldbraun wird, vom Herd nehmen und den gekochten Mangold hinzufügen. Achten Sie auf Spritzer.

Drehen Sie es mit einer Zange um, um es richtig mit dem mit Knoblauch angereicherten Öl zu bestreichen.

Stellen Sie die Pfanne wieder auf die Hitze und würzen Sie sie je nach Geschmack mit Salz und Pfeffer.

Decken Sie die Pfanne ab und lassen Sie sie bis zu 5 Minuten oder bis sie weich, aber immer noch etwas knusprig ist kochen. Bei Bedarf ein paar Esslöffel Wasser hinzufügen.

Probieren und auf Gewürze einstellen.

Auf die Servierplatte legen und mit Olivenöl und Parmesankäse-Spänen beträufeln.

27. Die Bruschetta

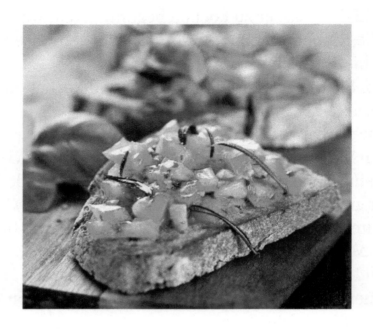

Zutaten

1 Baguette, schräg geschnitten
5 Roma-Tomaten, gewürfelt
2 Knoblauchzehen, zerschlagen
Saft aus 1 Zitrone
Ziegenkäse
Frisches Basilikum, Chiffonade
Olivenöl
Eine Prise Salz und Pfeffer

Richtung

Den Backofen auf 400 Grad vorheizen.

Das Baguette schräg in Scheiben schneiden und jedes Stück mit Olivenöl bestreichen. Auf einem Backblech die Brotscheiben im Ofen goldbraun rösten; etwa 15 Minuten.

Machen Sie die Tomatenmischung. In einer großen Schüssel die gehackten Tomaten, Salz, Pfeffer und Zitrone zusammen werfen. Beiseite legen.

Wenn die Brote goldbraun sind, nehmen Sie sie aus dem Ofen und reiben Sie sie mit den Knoblauchzehen ein.

Den Ziegenkäse auf jedem Toast verteilen und mit der Tomatenmischung und frischem Basilikum belegen.

28. Verza Stufata

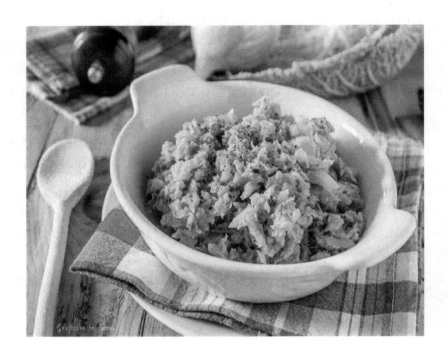

Zutaten

3 Esslöffel Olivenöl
1 große Knoblauchzehe klein gehackt
1 Wirsing wurde gewaschen und trocken getupft
200 ml Gemüsebrühe (1 Tasse) oder Rind- /
Hühnerbrühe
½ Teelöffel Salz nach Geschmack
⅛ Teelöffel schwarzer Pfeffer frisch gemahlen
Olivenöl aus Nieselregen (optional)

Richtung

Bereiten Sie den Kohl vor, indem Sie die Mitte in
Scheiben schneiden, den zähen zentralen Kern
abschneiden und die Blätter in dünne 1-Zoll-Streifen
schneiden.

In einem großen Topf mit Deckel das Öl mit
Knoblauch bei schwacher Hitze erhitzen, bis der
Knoblauch weich wird.

Fügen Sie geschnittenen Kohl hinzu, stellen Sie die
Hitze auf mittel und braten Sie ihn einige Minuten
lang im Knoblauchöl an.

Ein Drittel der Brühe einrühren, dann die Hitze
wieder auf niedrig stellen, abdecken und 30 Minuten
köcheln lassen, gelegentlich den Deckel zum Rühren
anheben und nach und nach mehr Brühe hinzufügen.

Vom Herd nehmen und warm mit etwas Olivenöl
darüber und einem Stück Käse servieren.

29. Italienische vegetarische gefüllte Pilze

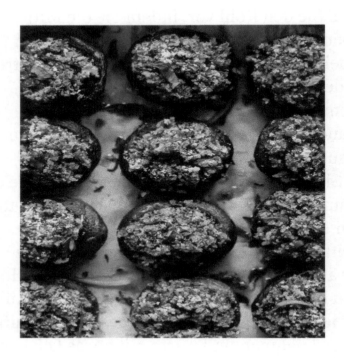

Zutaten

12 ganze Pilze mit einem Durchmesser von etwa 5 cm
(ich habe kleine Portobello-Pilze verwendet)
1/4 Tasse natives Olivenöl extra geteilt
1/4 Tasse Schalotten fein gewürfelt (oder Zwiebel)
2 Knoblauchzehen gehackt
3 Esslöffel frische Petersilie fein gehackt, plus mehr
zum Garnieren
1/2 Tasse Semmelbrösel
1/4 Tasse Parmesan frisch gerieben, siehe Hinweise

1/2 Teelöffel getrockneter Oregano oder 1 Teelöffel fein gehackt frisch
koscheres Salz nach Geschmack
schwarzer Pfeffer nach Geschmack

Richtung

Wischen Sie überschüssigen Schmutz vorsichtig mit einem sauberen Küchen- oder Papiertuch von den Pilzen ab. Waschen Sie sie nicht mit Wasser, da dies die Textur beeinträchtigt.
Entfernen Sie die Stängel von den Pilzen. Schneiden Sie die harten Enden ab und werfen Sie sie weg. Die Stiele fein hacken.
Erhitze eine Pfanne (ich habe Antihaft verwendet) bei mittlerer Hitze. Fügen Sie 2 Esslöffel Olivenöl hinzu. Fügen Sie die Schalotten, den Knoblauch, die Pilze und die Petersilie mit einer Prise Salz zur Pfanne hinzu. Kochen, bis die Zutaten weich sind, gelegentlich umrühren, ca. 5-7 Minuten.
Mischen Sie in einer mittelgroßen Schüssel die sautierte Pilzmischung mit den Semmelbröseln, Parmesan, Oregano und Salz + Pfeffer nach Geschmack.

Die Pilze in eine Auflaufform geben. Füllen Sie sie mit der Mischung und drücken Sie sie nach unten, um so viel wie möglich hinein zu bekommen. Verwenden Sie ALLE Füllung - ein Teil davon passt möglicherweise nicht und fällt von den Seiten ab. Dies ist in Ordnung!

Die restlichen zwei Esslöffel Olivenöl auf die gefüllten Pilze träufeln.

Decken Sie das Backblech mit Folie ab. (Zu diesem Zeitpunkt können Sie die Pilze bis zu einem Tag im Kühlschrank aufbewahren, um sie später zu backen.) 20 Minuten bei 375 Grad backen. Folie entfernen und weitere 10-15 Minuten backen, bis die Pilze golden sind und sprudeln.

30. Hausgemachtes Basilikum Pesto

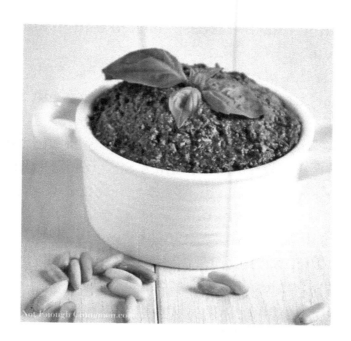

Zutaten

1 Tasse Basilikum, frisch
¼ Tasse vegetarischer Parmesan, gerieben
(verwenden Sie unbedingt eine nicht tierische
Labversion, wenn Sie Vegetarier sind. ¼ Tasse = ca.
25 g)
3 EL Walnüsse
1 Knoblauchzehe
¾ TL Salz
½ TL Pfeffer
5 EL Olivenöl

Richtung

Basilikumblätter und Nüsse hacken und in ein großes
Glas geben.
Reiben Sie den Knoblauch und den Käse (falls
verwendet) und geben Sie ihn zusammen mit Salz
und Pfeffer in die Mischung.
Fügen Sie das Öl hinzu und mischen Sie es gut mit
einem Löffel. Alternativ können Sie einen Stabmixer
oder eine Küchenmaschine verwenden, um alles
miteinander zu mischen.
Falls erforderlich, zur Aufbewahrung in ein kleineres
Glas umfüllen und etwas mehr Öl einfüllen, um das
Pesto abzudichten.
In Frischhaltefolie abdecken und bis zu zwei Wochen
im Kühlschrank aufbewahren.

31. Auberginen-Rollatini

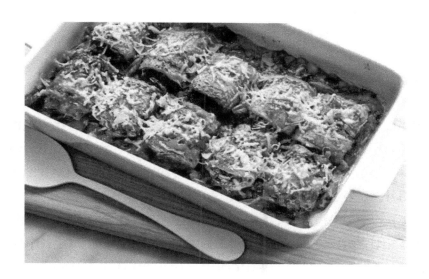

Zutaten

1 große Aubergine
1 Esslöffel Salz
SOSSE:
1 kleine Zwiebel, gehackt
1/4 Tasse Olivenöl
2 gehackte Knoblauchzehen
1 Dose (15 Unzen) Tomatensauce
1 Dose (14-1 / 2 Unzen) gewürfelte Tomaten
1/2 Tasse Hühnerbrühe
1/4 Tasse Tomatenmark
2 Esslöffel gehackte frische Petersilie
2 Teelöffel Zucker

1/2 Teelöffel Salz
1/2 Teelöffel getrocknetes Basilikum
1/4 Teelöffel Pfeffer
1/8 Teelöffel zerkleinerte rote Pfefferflocken

Richtungen

Auberginen der Länge nach schälen und in fünfzehn
1/8-Zoll-dicke Scheiben schneiden. In ein Sieb über
einen Teller legen; Mit Salz bestreuen und verrühren.
30 Minuten stehen lassen.
In der Zwischenzeit die Sauce in einem großen Topf
in Öl anbraten. Fügen Sie Knoblauch hinzu; 1 Minute
länger kochen. Die restlichen Zutaten der Sauce
einrühren. Zum Kochen bringen. Hitze reduzieren;
Unbedeckt köcheln lassen, bis die Aromen vermischt
sind, gelegentlich umrühren, 20-25 Minuten.
Auberginen abspülen und abtropfen lassen.
Kombinieren Sie in einer großen Schüssel die
füllenden Zutaten. beiseite legen.
Legen Sie die Eier in eine flache Schüssel. In einer
anderen flachen Schüssel Semmelbrösel, 1/2 Tasse
Parmesan, Knoblauch, Petersilie, Salz und Pfeffer
vermengen. Tauchen Sie die Auberginen in Eier und
dann die Semmelbröselmischung.
Erhitzen Sie in einer elektrischen Pfanne oder einer
tiefen Pfanne 1/2 Zoll Öl auf 375 °. Die Auberginen in
Portionen goldbraun braten, 2-3 Minuten auf jeder
Seite. Auf Papiertüchern abtropfen lassen.

Backofen auf 375 ° vorheizen. Löffel 1 Tasse Sauce in eine ungefettete 13x9-in. Backform. Verteilen Sie 2 runde Esslöffel Füllung auf jeder Auberginenscheibe. Vorsichtig aufrollen und mit der Naht nach unten in die Auflaufform legen. Die restliche Sauce über die Roll-Ups geben. Mit dem restlichen Parmesan bestreuen. Abdecken und 30-35 Minuten sprudeln lassen.

32. Hausgemachte Ravioli

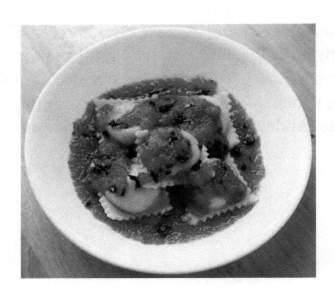

Zutaten

5 bis 5-1 / 2 Tassen Allzweckmehl
6 große Eier
1/2 Tasse Wasser
1 Esslöffel Olivenöl
SOSSE:
1 Dose (28 Unzen) zerkleinerte Tomaten
1-1 / 2 Tassen Tomatenmark
1/2 Tasse geriebener Parmesan
1/3 Tasse Wasser
1/3 Tasse Tomatenmark

3 Esslöffel Zucker

2 Esslöffel gehacktes frisches Basilikum

1 Esslöffel gehackte frische Petersilie

1 Esslöffel gehackter frischer Oregano

1 Knoblauchzehe, gehackt

1/2 Teelöffel Salz

1/4 Teelöffel Pfeffer

FÜLLUNG:

1 Karton (15 Unzen) Ricotta-Käse

2 Tassen zerkleinerter teilentrahmter Mozzarella-Käse

1/3 Tasse geriebener Parmesan

1 großes Ei, leicht geschlagen

2 Teelöffel gehacktes frisches Basilikum

1 Teelöffel gehackte frische Petersilie

1 Teelöffel gehackter frischer Oregano

1/4 Teelöffel Knoblauchpulver

1/8 Teelöffel Salz

1/8 Teelöffel Pfeffer

Richtungen

5 Tassen Mehl in eine große Schüssel geben. Machen Sie einen Brunnen in der Mitte. Eier, Wasser und Öl schlagen; in gut gießen. Rühren Sie sich zusammen und bilden Sie eine Kugel. Auf eine bemehlte Oberfläche drehen; Kneten Sie ca. 4-6 Minuten, bis es glatt und elastisch ist, und fügen Sie bei Bedarf restliches Mehl hinzu, damit der Teig nicht klebt. Abdecken und 30 Minuten ruhen lassen.

In einem holländischen Ofen die Zutaten der Sauce vermischen. Zum Kochen bringen. Hitze reduzieren; abdecken und 1 Stunde köcheln lassen, dabei gelegentlich umrühren.

Kombinieren Sie in einer großen Schüssel die füllenden Zutaten. Abdecken und bis zur Verwendung im Kühlschrank aufbewahren.

Nudelteig in Viertel teilen; 1 Portion auf 1/16-Zoll rollen. Dicke. (Halten Sie die Nudeln bis zur Verwendung bedeckt.) Legen Sie schnell abgerundete Teelöffel Füllung in einem Abstand von 1 Zoll über die Hälfte des Nudelblatts. Falten Sie das Blatt um; Zum Versiegeln nach unten drücken. Mit einer Teigscheibe in Quadrate schneiden. Wiederholen Sie mit dem restlichen Teig und der Füllung.

Einen Suppenkessel mit Salzwasser zum Kochen bringen. Ravioli hinzufügen. Reduzieren Sie die Hitze auf ein leichtes Sieden; kochen, bis die Ravioli nach oben schwimmen und zart sind, 1-2 Minuten. Ablassen. Löffel Sauce über Ravioli.

33. Linguine mit frischen Tomaten

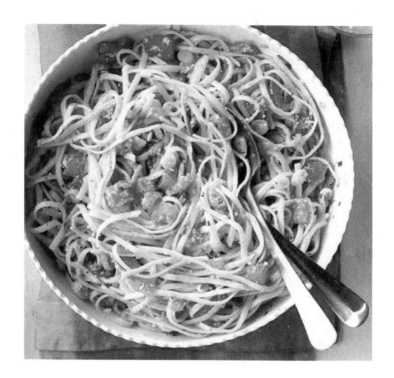

Zutaten

8 Unzen ungekochte Linguine
3 mittelgroße Tomaten, gehackt
6 Frühlingszwiebeln, in Scheiben geschnitten
1/2 Tasse geriebener Parmesan
1/4 Tasse gehacktes frisches Basilikum oder 4
Teelöffel getrocknetes Basilikum
2 gehackte Knoblauchzehen
1 Teelöffel Salz
1/2 Teelöffel Pfeffer

3 Esslöffel Butter

Richtungen

Linguine gemäß den Anweisungen in der Packung
kochen. In der Zwischenzeit alle restlichen Zutaten
außer Butter in eine große Schüssel geben.
Linguine abtropfen lassen; Mit Butter vermengen.
Fügen Sie Tomatenmischung hinzu und werfen Sie,
um zu kombinieren.

34. Kirschtomaten-Basilikum-Focaccia

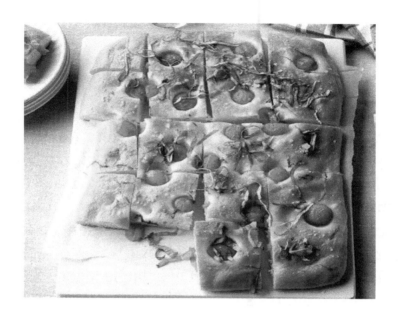

Zutaten

1 Packung (1/4 Unze) aktive Trockenhefe

2 Tassen warme 2% Milch (110 ° bis 115 °)

1/4 Tasse Rapsöl

4-1 / 2 Teelöffel Zucker

1 Teelöffel Salz

5 bis 5-1 / 2 Tassen Allzweckmehl

2 Tassen Kirschtomaten

1/3 Tasse Olivenöl

2 Esslöffel Maismehl

3 Esslöffel dünn geschnittenes frisches Basilikum

1 Teelöffel grobes Salz

1/8 Teelöffel Pfeffer

Richtungen

In einer kleinen Schüssel Hefe in warmer Milch auflösen. In einer großen Schüssel Rapsöl, Zucker, Salz, Hefemischung und 2 Tassen Mehl vermischen. Bei mittlerer Geschwindigkeit glatt rühren. Rühren Sie genügend restliches Mehl ein, um einen steifen Teig zu bilden (der Teig wird klebrig).
Den Teig auf eine bemehlte Oberfläche legen. 6-8 Minuten kneten, bis sie glatt und elastisch sind. In eine gefettete Schüssel geben und einmal drehen, um die Oberseite einzufetten. Abdecken und an einem warmen Ort ca. 45 Minuten gehen lassen, bis sich alles verdoppelt hat.
In der Zwischenzeit einen großen Topf zu zwei Dritteln mit Wasser füllen. zum Kochen bringen. Schneiden Sie ein flaches „X" auf den Boden jeder Tomate. Legen Sie die Tomaten mit einem geschlitzten Löffel 30 Sekunden lang in kochendes Wasser oder bis sich die Haut am „X" zu lockern beginnt.
Tomaten entfernen und sofort ins Eiswasser fallen lassen. Häute abziehen und wegwerfen. Legen Sie die Tomaten in eine kleine Schüssel. Mit Öl beträufeln.

Backofen auf 425 ° vorheizen. 2 gefettete Backbleche mit Maismehl bestreuen; beiseite legen. Teig ausstanzen. Auf eine leicht bemehlte Oberfläche legen. Startseite; 10 Minuten ruhen lassen. Teig in zwei Hälften teilen. Formen Sie jeweils zu einem 12x8-Zoll. Rechteck und auf vorbereitete Backbleche legen.

Drücken Sie mit den Fingerspitzen mehrere Grübchen in den Teig. Gießen Sie die Tomatenmischung über den Teig. Mit Basilikum, grobem Salz und Pfeffer bestreuen. An einem warmen Ort ca. 30 Minuten gehen lassen, bis sich alles verdoppelt hat.

15-18 Minuten goldbraun backen.

35. Tortellini mit Tomatenspinat-Sahne-Sauce

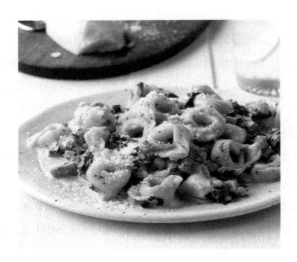

Zutaten

1 Esslöffel Olivenöl
1 kleine Zwiebel, gehackt
3 gehackte Knoblauchzehen
1 Dose (14-1 / 2 Unzen) zierliche Tomatenwürfel, ungetropft
5 Unzen gefrorener gehackter Spinat, aufgetaut und trocken gepresst (ca. 1/2 Tasse)
1 Teelöffel getrocknetes Basilikum
3/4 Teelöffel Salz
1/2 Teelöffel Pfeffer
1 Tasse schwere Schlagsahne
1 Packung (19 Unzen) gefrorene Käsetortellini
1/2 Tasse geriebener Parmesan

Richtungen

In einer großen Pfanne Öl bei mittlerer bis hoher
Hitze erhitzen. Zwiebel hinzufügen; kochen und 2-3
Minuten rühren, bis sie weich sind. Fügen Sie
Knoblauch hinzu; 1 Minute länger kochen.
Fügen Sie Tomaten, Spinat und Gewürze hinzu.
Kochen und bei mittlerer Hitze ca. 3 Minuten rühren,
bis die Flüssigkeit absorbiert ist.
Sahne einrühren; zum Kochen bringen. Hitze
reduzieren; Unbedeckt ca. 10 Minuten köcheln
lassen, bis sie eingedickt sind. In der Zwischenzeit
Tortellini gemäß den Anweisungen in der Packung
kochen. ablassen. In die Sauce einrühren. Mit Käse
bestreuen.

36. Auberginenparmesan

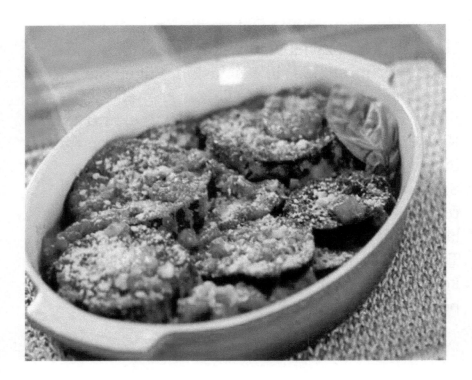

Zutaten

2 Esslöffel Olivenöl

1 Knoblauchzehe, gehackt

1 kleine Aubergine, geschält und in 1/4-Zoll-Scheiben geschnitten

1 Esslöffel gehacktes frisches Basilikum oder 1 Teelöffel getrocknetes Basilikum

1 Esslöffel geriebener Parmesan

1 mittelgroße Tomate, dünn geschnitten

1/2 Tasse geriebener Mozzarella-Käse

Richtungen

Kombinieren Sie Öl und Knoblauch; beide Seiten der Auberginenscheiben bestreichen. Auf ein gefettetes Backblech legen. 15 Minuten bei 425 ° backen; Wende. Backen Sie bis goldbraun, ungefähr 5 Minuten länger. Auf einem Rost abkühlen lassen. Die Hälfte der Aubergine in ein gefettetes 1-qt geben. Backform. Mit der Hälfte des Basilikums und Parmesan bestreuen. Tomatenscheiben darüber legen; Mit restlichem Basilikum und Parmesan bestreuen. Mit der Hälfte des Mozzarella-Käses und der restlichen Aubergine bestreichen. Mit dem restlichen Mozzarella belegen. Abdecken und 20 Minuten bei 350 ° backen. Aufdecken; backen, bis der Käse geschmolzen ist, 5-7 Minuten länger. Auf Wunsch mit zusätzlichem Basilikum garnieren.

37. Gegrillte Bruschetta

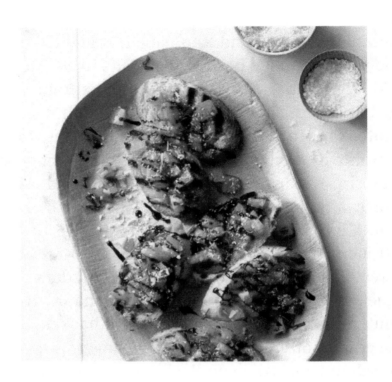

Zutaten

1/2 Tasse Balsamico-Essig
1-1 / 2 Tassen gehackte und entkernte
Pflaumentomaten
2 Esslöffel fein gehackte Schalotte
1 Esslöffel gehacktes frisches Basilikum
2 Teelöffel plus 3 Esslöffel Olivenöl, geteilt
1 Knoblauchzehe, gehackt
16 Scheiben französisches Brot Baguette (1/2 Zoll
dick)

Meersalz und geriebener Parmesan

Richtungen

In einem kleinen Topf Essig zum Kochen bringen; kochen, bis die Flüssigkeit auf 3 Esslöffel reduziert ist, 8-10 Minuten. Vom Herd nehmen. In der Zwischenzeit Tomaten, Schalotten, Basilikum, 2 Teelöffel Olivenöl und Knoblauch mischen. Abdecken und bis zum Servieren im Kühlschrank aufbewahren. Das restliche Öl auf beide Seiten der Baguettescheiben streichen. Unbedeckt bei mittlerer Hitze grillen, bis sie auf beiden Seiten goldbraun sind.
Top Toast mit Tomatenmischung. Mit Balsamico-Sirup beträufeln; Mit Meersalz und Parmesan bestreuen. Sofort servieren.

38. Make-Ahead Spinat Manicotti

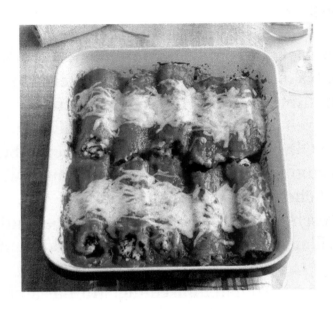

Zutaten

1 Karton (15 Unzen) Vollmilch-Ricotta-Käse
1 Packung (10 Unzen) gefrorener gehackter Spinat,
aufgetaut und trocken gepresst
1-1 / 2 Tassen zerkleinerter teilentrahmter
Mozzarella-Käse, geteilt
3/4 Tasse geriebener Parmesan, geteilt
1 großes Ei, leicht geschlagen
2 Teelöffel gehackte frische Petersilie
1/2 Teelöffel Zwiebelpulver
1/2 Teelöffel Pfeffer
1/8 Teelöffel Knoblauchpulver
3 Gläser (je 24 Unzen) Spaghettisauce

1 Tasse Wasser

1 Packung (8 Unzen) Manicotti-Muscheln

Richtungen

In einer großen Schüssel Ricotta, Spinat, 1 Tasse
Mozzarella, 1/4 Tasse Parmesan, Ei, Petersilie und
Gewürze mischen. Mischen Sie in einer anderen
großen Schüssel Spaghettisauce und Wasser; 1 Tasse
in eine gefettete 13x9-Zoll verteilen. Backform.
Füllen Sie ungekochte Manicotti-Schalen mit Ricotta-
Mischung; über Sauce anrichten. Die restliche
Spaghettisaucenmischung darüber gießen. Mit
restlichem Mozzarella und Parmesan bestreuen. Über
Nacht im Kühlschrank lagern.

30 Minuten vor dem Backen aus dem Kühlschrank
nehmen. Backofen auf 350 ° vorheizen. Unbedeckt
40-50 Minuten backen oder bis die Manicotti weich
sind.

Einfrieroption: Ungebackenen Auflauf abdecken und
einfrieren. Zum Gebrauch teilweise über Nacht im
Kühlschrank auftauen lassen. 30 Minuten vor dem
Backen aus dem Kühlschrank nehmen. Backofen auf
350 ° vorheizen. Backen Sie den Auflauf wie
angegeben und verlängern Sie die Zeit zum Erhitzen,
damit ein Thermometer in der Mitte 165 ° anzeigen
kann.

39. Artischocken-Caprese-Platte

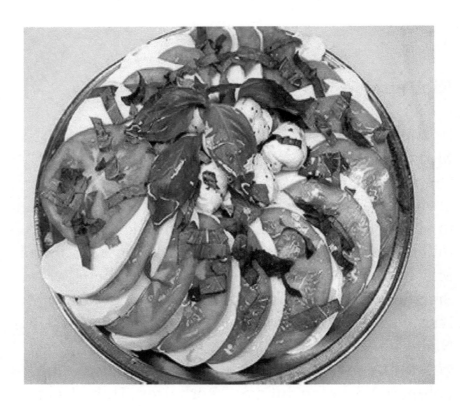

Zutaten

2 Gläser (je 7-1 / 2 Unzen) marinierte
Artischockenherzen
2 Esslöffel Rotweinessig
2 Esslöffel Olivenöl
6 Pflaumentomaten, in Scheiben geschnitten
1 Pfund frischer Mozzarella-Käse, in Scheiben
geschnitten
2 Tassen locker verpackte frische Basilikumblätter

Grob gemahlener Pfeffer, optional

Richtungen

Die Artischocken abtropfen lassen und eine halbe
Tasse Marinade aufbewahren. In einer kleinen
Schüssel Essig, Öl und die reservierte Marinade
verquirlen.
Auf einer großen Servierplatte Artischocken,
Tomaten, Mozzarella und Basilikum anrichten. Mit
Vinaigrette beträufeln. Falls gewünscht, mit grob
gemahlenem Pfeffer bestreuen.

40. Gnocchi Alfredo

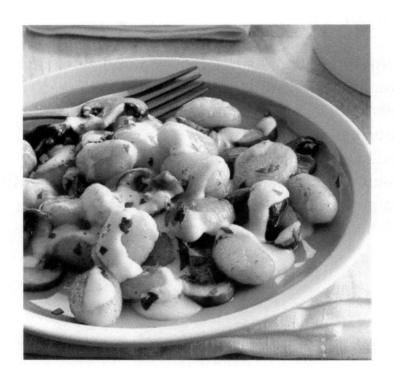

Zutaten

2 Pfund Kartoffelgnocchi
3 Esslöffel Butter, geteilt
1 Esslöffel plus 1-1 / 2 Teelöffel Allzweckmehl
1-1 / 2 Tassen Vollmilch
1/2 Tasse geriebener Parmesan
Gemahlene Muskatnuss streichen
1/2 Pfund geschnittene Baby-Portobello-Pilze
Gehackte frische Petersilie, optional

Richtungen

Gnocchi nach Packungsangaben kochen; ablassen. In einem kleinen Topf 1 Esslöffel Butter schmelzen. Mehl glatt rühren; Milch allmählich unterrühren. Unter ständigem Rühren zum Kochen bringen; kochen und 1-2 Minuten rühren oder bis es eingedickt ist. Vom Herd nehmen; Käse und Muskatnuss unterrühren, bis alles vermischt ist. Warm halten.

In einer großen, schweren Pfanne die restliche Butter bei mittlerer Hitze schmelzen. 5-7 Minuten oder bis sie goldbraun sind, unter ständigem Rühren erhitzen. Fügen Sie sofort Pilze und Gnocchi hinzu; kochen und 4-5 Minuten rühren oder bis die Pilze zart sind und die Gnocchi leicht gebräunt sind. Mit Sauce servieren. Wenn gewünscht, mit Petersilie bestreuen.

41. Cremiger italienischer Kartoffelsalat

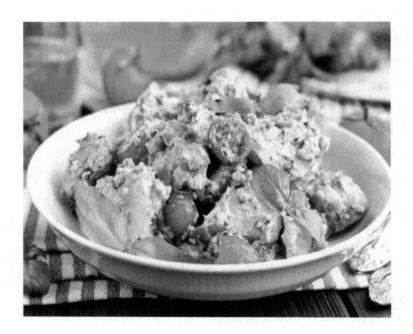

Zutaten

3 Pfund rote Kartoffeln, gewürfelt
2/3 Tasse geriebener Parmesan
1 Tasse Ricotta-Käse
4 gehackte Knoblauchzehen
1/2 mittelrote Zwiebel, in dünne Ringe geschnitten
1/2 Tasse Olivenöl
6 Esslöffel Apfelessig
Salz nach Geschmack
Grob gemahlener Pfeffer
1/2 Tasse gehackte frische Petersilie
1/2 Teelöffel getrockneter Oregano

Richtungen

Kartoffeln in kochendem Salzwasser kochen, bis sie gerade zart sind. Während die Kartoffeln abkühlen, die restlichen Zutaten außer Petersilie und Oregano mischen. Kartoffeln abtropfen lassen. Während die Kartoffeln noch heiß sind, die Käsemischung einrühren. Startseite; Ausruhen. Petersilie und Oregano kurz vor dem Servieren einrühren.

42. Panzanella Pasta

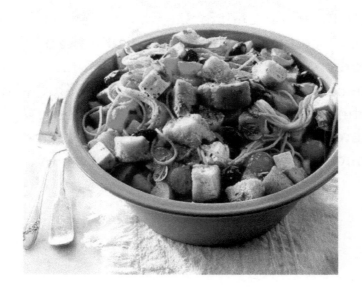

Zutaten

4 Unzen ungekochte Vollkornspaghetti

2 Esslöffel plus 1/2 Tasse Olivenöl, geteilt

6 Tassen gewürfeltes französisches Brot (1-Zoll-Stücke)

1/3 Tasse Rotweinessig

2 Esslöffel Dijon-Senf

1 Teelöffel Salz

1/2 Teelöffel grob gemahlener Pfeffer

4 Tassen Kirschtomaten, halbiert

2 mittelgroße süße gelbe oder orange Paprika, gehackt

1/2 Tasse entkernte griechische Oliven
1/2 Tasse lose verpackte Basilikumblätter, zerrissen
8 Unzen Feta oder teilentrahmter Mozzarella-Käse, in
1/2-Zoll-Würfel geschnitten

Richtungen

Spaghetti nach Packungsangaben kochen. In einer
großen Pfanne 2 Esslöffel Öl bei mittlerer bis hoher
Hitze erhitzen. Fügen Sie Brotwürfel hinzu; kochen
und 3-4 Minuten rühren oder bis geröstet. Vom Herd
nehmen.
In einer großen Schüssel Essig, Senf, Salz, Pfeffer und
restliches Öl verquirlen, bis eine Mischung entsteht.
Fügen Sie Tomaten, Paprika, Oliven und Basilikum
hinzu; leicht werfen.
Spaghetti abtropfen lassen und zur
Tomatenmischung geben. Fügen Sie geröstete
Brotwürfel und Käse hinzu; werfen, um zu
kombinieren. Sofort servieren.

43. Fliegen mit Walnuss-Kräuter-Pesto

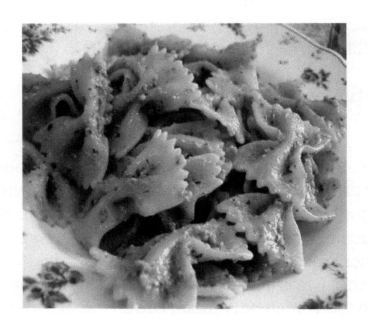

Zutaten

4 Tassen ungekochte Vollkornnudeln
1 Tasse frischer Rucola
1/2 Tasse frische Petersilienzweige verpackt
1/2 Tasse locker verpackte Basilikumblätter
1/4 Tasse geriebener Parmesan
1/2 Teelöffel Salz
1/8 Teelöffel zerkleinerte rote Pfefferflocken
1/4 Tasse gehackte Walnüsse
1/3 Tasse Olivenöl
1 Pflaumentomate, entkernt und gehackt

Richtungen

Kochen Sie die Nudeln gemäß den Anweisungen in
der Packung.

In der Zwischenzeit Rucola, Petersilie, Basilikum,
Käse, Salz und Pfefferflocken in eine
Küchenmaschine geben. abdecken und pulsieren bis
gehackt. Fügen Sie Walnüsse hinzu; abdecken und
verarbeiten, bis alles vermischt ist. Fügen Sie
während der Verarbeitung nach und nach Öl in einem
gleichmäßigen Strom hinzu.

Die Nudeln abtropfen lassen und 3 Esslöffel
kochendes Wasser aufbewahren. In einer großen
Schüssel Nudeln mit Pesto, Tomate und reserviertem
Wasser vermengen.

44. Pilz Bolognese mit Vollkornnudeln

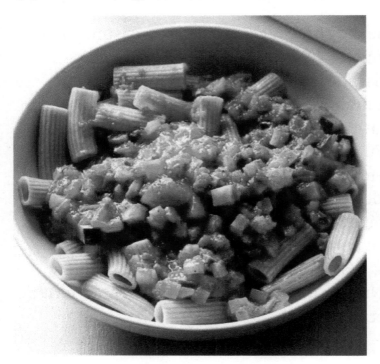

Zutaten

1 Esslöffel Olivenöl

1 große süße Zwiebel, fein gehackt

2 mittelgroße Karotten, fein gehackt

1 große Zucchini, fein gehackt

1/2 Pfund Baby Portobello Pilze, fein gehackt

3 gehackte Knoblauchzehen

1/2 Tasse trockener Rotwein oder natriumreduzierte Hühnerbrühe

1 Dose (28 Unzen) zerkleinerte Tomaten, nicht entwässert

1 Dose (14-1 / 2 Unzen) gewürfelte Tomaten, ungetropft
1/2 Tasse geriebener Parmesan
1/2 Teelöffel getrockneter Oregano
1/2 Teelöffel Pfeffer
1/8 Teelöffel zerkleinerte rote Pfefferflocken
Gemahlene Muskatnuss streichen
4-1 / 2 Tassen ungekochte Vollkorn-Rigatoni

Richtungen

In einem 6-qt. Suppentopf mit Kochspray überzogen, Öl bei mittlerer bis hoher Hitze erhitzen. Fügen Sie Zwiebel und Karotten hinzu; kochen und rühren, bis sie weich sind. Fügen Sie Zucchini, Pilze und Knoblauch hinzu; kochen und rühren, bis sie weich sind. Wein einrühren; zum Kochen bringen; kochen, bis die Flüssigkeit fast verdunstet ist.
Zerdrückte und gewürfelte Tomaten, Käse und Gewürze einrühren; zum Kochen bringen. Hitze reduzieren; köcheln lassen, abgedeckt, 25-30 Minuten oder bis sie leicht eingedickt sind.
Rigatoni gemäß den Anweisungen in der Packung kochen. ablassen. Mit Sauce servieren.

45. Pizzen nach italienischer Art

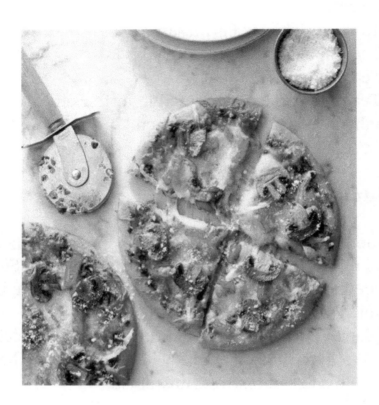

Zutaten

2 vorgebackene Mini-Pizzakrusten
1/2 Tasse Pesto zubereitet
2/3 Tasse zerkleinerter teilentrahmter Mozzarella-Käse
1/2 Tasse geschnittene süße Zwiebel
1/2 Tasse in dünne Scheiben geschnittene frische Pilze
1/4 Tasse geröstete Paprika, abgetropft

2 Esslöffel geriebener Parmesan

Richtungen

Legen Sie die Krusten auf ein nicht gefettetes
Backblech. mit Pesto bestreichen. Schicht mit
Mozzarella, Zwiebeln, Pilzen und Paprika; Mit
Parmesan bestreuen. Bei 400 ° backen, bis der Käse
geschmolzen ist, 10-12 Minuten.

46. Cremige Pasta Primavera

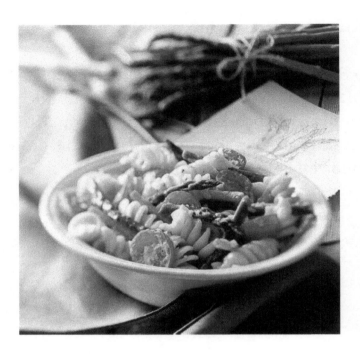

Zutaten

2 Tassen ungekochte Gemelli oder Spiralnudeln
1 Pfund frischer Spargel, geschnitten und in 2-Zoll-
Stücke geschnitten
3 mittelgroße Karotten, zerkleinert
2 Teelöffel Rapsöl
2 Tassen Kirschtomaten, halbiert
1 Knoblauchzehe, gehackt
1/2 Tasse geriebener Parmesan
1/2 Tasse schwere Schlagsahne
1/4 Teelöffel Pfeffer

Richtungen

Kochen Sie die Nudeln gemäß den Anweisungen in der Packung. In einer großen Pfanne bei mittlerer Hitze Spargel und Karotten in Öl anbraten, bis sie knusprig und zart sind. Fügen Sie Tomaten und Knoblauch hinzu; 1 Minute länger kochen.
Käse, Sahne und Pfeffer einrühren. Nudeln abtropfen lassen; Mit Spargelmischung vermengen.

47. Toskanischer Portobello-Eintopf

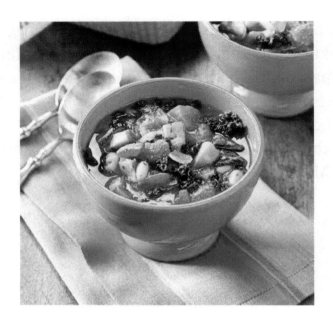

Zutaten

2 große Portobello-Pilze, grob gehackt
1 mittelgroße Zwiebel, gehackt
3 gehackte Knoblauchzehen
2 Esslöffel Olivenöl
1/2 Tasse Weißwein oder Gemüsebrühe
1 Dose (28 Unzen) gewürfelte Tomaten, ungegossen
2 Tassen gehackter frischer Grünkohl
1 Lorbeerblatt
1 Teelöffel getrockneter Thymian
1/2 Teelöffel getrocknetes Basilikum
1/2 Teelöffel getrockneter Rosmarin, zerkleinert

1/4 Teelöffel Salz
1/4 Teelöffel Pfeffer
2 Dosen (je 15 Unzen) Cannellini-Bohnen, gespült
und abgetropft

Richtungen

In einer großen Pfanne die Pilze, Zwiebeln und den
Knoblauch in Öl anbraten, bis sie weich sind. Fügen
Sie den Wein hinzu. Zum Kochen bringen; kochen,
bis die Flüssigkeit halbiert ist. Tomaten, Grünkohl
und Gewürze einrühren. Zum Kochen bringen. Hitze
reduzieren; abdecken und 8-10 Minuten köcheln
lassen.
Fügen Sie Bohnen hinzu; durchheizen. Lorbeerblatt
wegwerfen.

48. Slow-Cooker Caponata

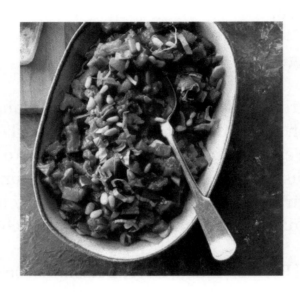

Zutaten

2 mittelgroße Auberginen, in 1/2-Zoll-Stücke
geschnitten
1 mittelgroße Zwiebel, gehackt
1 Dose (14-1 / 2 Unzen) gewürfelte Tomaten,
ungetropft
12 Knoblauchzehen, in Scheiben geschnitten
1/2 Tasse trockener Rotwein
3 Esslöffel Olivenöl
2 Esslöffel Rotweinessig
4 Teelöffel Kapern, ungezogen
5 Lorbeerblätter

1-1 / 2 Teelöffel Salz
1/4 Teelöffel grob gemahlener Pfeffer
Baguettescheiben mit französischem Brot, geröstet
Optional: Frische Basilikumblätter, geröstete
Pinienkerne und zusätzliches Olivenöl

Richtungen

Legen Sie die ersten 11 Zutaten in eine 6-qt. Slow
Cooker (nicht umrühren). Bedeckt 3 Stunden auf
hoher Stufe kochen lassen. Vorsichtig umrühren;
Abdeckung wieder anbringen. 2 Stunden länger
kochen oder bis das Gemüse weich ist. Leicht
abkühlen lassen; Lorbeerblätter wegwerfen. Mit
gerösteten Baguettescheiben servieren und nach
Belieben belegen.

49. Gnocchi mit Pilzen und Zwiebeln

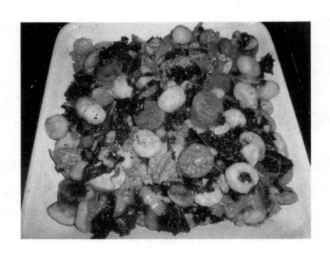

Zutaten

1 Packung (16 Unzen) Kartoffelgnocchi
1/2 Pfund geschnittene frische Pilze
3/4 Tasse gehackte süße Zwiebel
1/4 Tasse Butter, gewürfelt
1/4 Teelöffel Salz
1/4 Teelöffel italienisches Gewürz
1/4 Teelöffel zerkleinerte rote Pfefferflocken
Geriebener Parmesankäse

Richtungen

Gnocchi nach Packungsangaben kochen. In einer
großen gusseisernen Pfanne Champignons und
Zwiebeln in Butter anbraten, bis sie weich sind.

Gnocchi abtropfen lassen. Gnocchi, Salz, italienische Gewürze und Pfefferflocken in die Pfanne geben; durchheizen. Mit Käse bestreuen.

Fazit

Mein Ziel war es, diese Rezepte einfach zuzubereiten, aber vor allem schmackhaft für den Gaumen zu machen. Wir hoffen, dass sie Ihnen gefallen haben.

In diesem Buch konnten Sie einige italienische Rezepte kennenlernen, die Sie in anderen Büchern sonst vielleicht nicht kennengelernt hätten.

Ich habe diese Rezepte für diejenigen erstellt, die bereits Experten sind, aber auch für Anfänger, die sich dieser Art des Kochens zum ersten Mal nähern. Trainieren Sie also häufig und machen Sie sich mit den Rezepten vertraut. Sie werden feststellen, dass Sie nicht nur Vorteile bei haben Mit der körperlichen Ebene steigern Sie Ihre kulinarischen Fähigkeiten.

Vielen Dank, dass Sie sich für mich entschieden haben. Wir sehen uns im nächsten Buch.

Lightning Source UK Ltd.
Milton Keynes UK
UKHW020741250621
386134UK00001B/80

9 781803 301488